Q&Aでわかる
こころの病の疑問100

当事者・家族・支援者に役立つ知識

髙橋清久 監修
有馬邦正・平林直次・古屋龍太 編集
むさしの会 編集協力

中央法規

はじめに

　1999（平成11）年、国立精神・神経センター武蔵病院（現・国立精神・神経医療研究センター病院）に家族会「むさしの会」が復活しました。その活動が徐々に軌道に乗った時に、日頃から家族が疑問に思うことを一冊の本にまとめてみようということになりました。当時の朝田隆リハビリテーション部長（現・筑波大学教授）を中心として多くの先生方に家族の疑問への回答を書いていただきました。そして、家族自身の発言も加えて完成したのが『セカンド オピニオン―精神分裂病／統合失調症Ｑ＆Ａ』（医学書院）という本でした。好評で販売部数も増加し、その印税で家族会の活動がさらに高まったという歴史があります。

　今回、またすばらしい本ができました。『セカンド オピニオン』を出版して10数年経ち、病気の治療法も、社会の支援体制も、精神保健医療福祉にかかわる法律も大きく変化してきました。そこで、再び家族の疑問や意見をまとめた本、しかも全国の同じような悩みや問題をもつ当事者や家族の方々に役に立つような本を、世に出そうという声が高まりました。

　2009（平成21）年頃から準備を始めましたが、その後さまざまな法律の改正、施策の見直しなどがあり、基本的な方針がなかなか決まらなかったものですから、完成が遅れてしまいました。しかし、家族会やそれを支援する人々の粘り強い努力により、めでたく本書が誕生いたしました。多くの当事者、家族の話し合いがベースとなり、その人々を支える医師、精神保健福祉士、作業療法士、臨床心理技術者等々、まさに多職種チームアプローチという形で本書の完成をみたのです。

　2004（平成16）年に厚生労働省は「精神保健医療福祉の改革ビジョン」を発表しました。この時、入院医療中心から地域生活中心へという精神保健医療福祉の方針転換が明確に示され、当事者の方々をできるだけ住み慣れた地域で支える体制が整えられ始めました。さらに障害者自立支援法（現・障害者総合支援法）が成立して、当事者の自立へ向けた活動もより活発になりました。一方、この間に非定型抗精神病薬が出現し、さらにデポ剤をはじめさまざまな錠形の薬ができて治療の選択肢が広がりました。

また、治療法も薬物療法中心から心理社会的療法を取り入れた包括的な治療法が行われるようになり、治療方針や薬の選択も、当事者と医師が相談して決めるというshared decision making（意思決定モデル）の時代になりました。かつては、医師の一方的な判断ですべてを決定するパターナリズムが一般的でしたが、再発防止のために薬の服用を指示どおりに行っているかどうかというコンプライアンスが注目され、当事者の自己決定を重視した観点からアドヒアランスという言葉が用いられ、今のshared decision makingに変化してきたわけです。

　本書はこのような精神保健医療福祉の変遷を色濃く反映しており、当事者や家族の方々はもちろん、支援にあたる人にも大変役に立つ優れた本ですので、広く読まれることを期待しています。

　2014年3月
　　　　　国立精神・神経医療研究センター名誉総長
　　　　　公益財団法人精神・神経科学振興財団理事長　　髙橋清久

家族会「むさしの会」より

　『Q&Aでわかる　こころの病の疑問100 ―当事者・家族・支援者に役立つ知識』の発刊につきまして、多くの皆様からお力をいただきましたこと、本当にありがたく、こころより御礼申し上げます。

　私たち「むさしの会」は、活動を始めてから今年で15年目を迎えます。このような節目の年に本書を刊行できたのは、望外の喜びです。これまで、必ずしもすべてが順風満帆であったわけではありませんが、国立精神・神経医療研究センター病院の医療関係者をはじめ、周囲の多くの方々のご理解・ご協力をいただいて、大過なく活動を続けてくることができました。ここにあらためて御礼申し上げる次第です。

　さて、私たちも協力させていただいて刊行した前書『セカンドオピニオン―精神分裂病／統合失調症Q&A』の発刊時（2002（平成14）年3月）は、今と違って情報も豊かではなく、病理、薬剤、精神保健福祉法等々、こころの病に関することは、暗中模索、手探りの時代でした。しかし今では、こころの病をめぐる医療、保健、福祉など、すべての分野で大きな進展、改革がみられます。当事者・家族にとっても、学習が希望につながり、自ら病に屈する必要がなくなってきました。

　たとえ病気であっても、当事者・家族各々が病識をもつことで、その人らしい人生を歩むことができるようになってきています。また、多くの人が、じっと耐え忍んできたスティグマ（内なる偏見、外からの差別）に負けることなく、明るく生きることができる社会が保障されるようになってきました。そして一方、家族の長年の願いであった"保護者制度"の廃止が実現し、精神障害者の雇用義務化が決定し、障害者権利条約も今年1月に批准されたことで、さらなる諸施策の前進が見込まれる時代となっています。より明るい未来を期待しているところです。

　本書には、当事者・家族の手記も収載しており、現在も病気と付き合いながら生活している当事者・家族の思いが詰まっています。近年、社会状況も変化

してきていますが、残念ながら「こころの病＝怖い病気」などという昔からの固定観念が、間違っているにもかかわらず、いまだあることも確かです。多くの方々に、ぜひ本書を通じて、こころの病のある当事者・家族の現実を知っていただきたいと考えています。そこには、当然苦しみもありますが、それだけではないこともおわかりいただけると思います。

　そして何より、私たちと同じ思いをもつ当事者・家族の方々に、本書を読んでいただけるよう願っています。的確な情報を得ることで早期対応でき、ともに"リカバリー"の道を歩んで行くことができればと思います。「一人ではないんだ、仲間がいるんだ」という思いを強くし、みんなで力を出し合い、焦らず時には寄り添い、明るく生きてゆこうではありませんか。

　また、精神科の医療や保健・福祉に携わっておられる専門職をはじめとする方々には、当事者や家族の思いをこれまで以上に理解していただきますとともに、さらなるご指導をいただきたくお願い申し上げます。

　最後に、いつも私たち家族会に大変なお心遣いをしてくださり、このたびも快く巻頭言をお引き受けいただいた髙橋清久先生に感謝し、厚く御礼を申し上げます。

2014年3月

　　　　　　　　　　　　　　　　　　　　　むさしの会　　住本知子
　　　　　　　　　　　　　　　　　　　　　　　　　　　　本城和夫

目　次

はじめに
家族会「むさしの会」より

第1章　こころの病が疑われたら…
〜早期発見・早期介入のために〜

- Q1　家族の相談先にはどんなところがある？／2
- Q2　子どもにも症状が出る？／4
- Q3　遺伝するもの？／6
- Q4　親の育て方に関係は？／8
- Q5　よい病院を選ぶためのポイント／10
- Q6　受診してもらうには…／12

第2章　こころの病とは？
〜その症状と診断〜

- Q7　こころの病とは？／16
- Q8　画像検査で診断できる？／18
- Q9　統合失調症とは？／20
- Q10　統合失調症の初期徴候／22
- Q11　統合失調症は回復するもの？／24
- Q12　統合失調症の原因と最近の研究／26
- Q13　気分障害とは？／28
- Q14　うつ病の増加と新型うつ病／30
- Q15　依存症とは？／32
- Q16　認知症とは？／34
- Q17　神経症とは？／36
- Q18　パーソナリティ障害とは？／38
- Q19　PTSDとは？／40

Q20　発達障害とは？／42
Q21　統合失調症と発達障害／44

第3章　こころの病の治療
〜病院で行われること〜

Q22　入院を嫌がっているときには…／48
Q23　医療保護入院への家族の同意／50
Q24　移送制度とは？／52
Q25　隔離拘束は必要なもの？／54
Q26　病名告知／56
Q27　再発は防げる？／58
Q28　薬で治る？／60
Q29　薬の作用・副作用／62
Q30　非定型抗精神病薬とは？／64
Q31　薬物療法以外の治療法／66
Q32　電気けいれん療法とは？／68
Q33　認知行動療法とは？／70
Q34　SSTとは？／72
Q35　デイケア・作業療法では何をする？／74
Q36　家族教室・心理教育とは？／76
Q37　退院準備プログラム／78
Q38　医療観察法とは？／80

第4章　医療を継続するために
〜本人・家族の不安に応える〜

Q39　病院の予約がなかなかとれない…／84
Q40　夜間・休日に具合が悪くなったら…／86
Q41　幻聴がつらい…／88

- Q42 副作用のつらい思いを言いにくい…／90
- Q43 今の薬の種類や量は適切か？／92
- Q44 転院を勧められた…／94
- Q45 主治医がころころ替わるのが不安…／96
- Q46 主治医を替えたい…／98
- Q47 病院でカウンセリング治療はしない？／100
- Q48 新薬の治験を受けるには？／102
- Q49 ACTとは？／104
- Q50 チーム医療とは？／106
- Q51 セカンドオピニオン／108

第5章 地域生活を継続するために
～本人・家族・支援者が気をつけること～

- Q52 退院前後に気をつけること／112
- Q53 家族の緊急事態には？／114
- Q54 薬を拒否する人には…／116
- Q55 再発の前触れ・兆しと気をつけるポイント／118
- Q56 昼夜逆転した生活をしている…／120
- Q57 思いもよらない行動をとる…／122
- Q58 家族が何でもする…／124
- Q59 無為自閉と怠け癖／126
- Q60 自殺予防のためにできること／128
- Q61 家族のかかわり方と再発との関係／130
- Q62 疲れ果ててしまった家族／132
- Q63 家族会とは？／134
- Q64 患者同士の結婚・妊娠／136
- Q65 初めての一人暮らし／138
- Q66 働くにあたって病気をオープンにするか？／140

- Q67　病気と付き合いながら生活するコツ／142
- Q68　ストレスから身を守るコツ／144
- Q69　WRAP・クラブハウス・ピアサポート／146

第6章　知っておきたい制度とサービス
～生活するのに大切なこと～

- Q70　手帳をもつメリット／150
- Q71　地域で利用できる施設やサービス／152
- Q72　障害者総合支援法とは？／154
- Q73　障害福祉サービスとは？／156
- Q74　自立支援医療を受けるには？／158
- Q75　ホームヘルプ、ショートステイ、グループホームは誰でも使える？／160
- Q76　グループホームとは？／162
- Q77　日中に通う場所・交流の場／164
- Q78　協議会とは？／166
- Q79　相談支援とは？／168
- Q80　日常生活自立支援事業・成年後見制度／170
- Q81　遺産相続／172
- Q82　親が亡くなった後どうするか？／174
- Q83　障害年金をもらうには？／176
- Q84　働いたら障害年金をもらえない？／178
- Q85　障害年金と遺族年金／180
- Q86　生活保護を受けるには？／182
- Q87　生活保護の自立支援プログラムと生活困窮者自立支援法／184
- Q88　障害者雇用促進法とは？／186
- Q89　法定雇用率が変わった？／188
- Q90　働きたいときの相談先は？／190

- Q91 安定して働くために必要なことは？／192
- Q92 IPSとは？／194
- Q93 障害者虐待防止法とは？／196
- Q94 権利擁護機関／198

第7章 精神保健医療福祉の現状とこれから
～平成25年精神保健福祉法改正・将来展望～

- Q95 精神保健医療福祉の現状／202
- Q96 作業所はなくなった？／204
- Q97 地域移行支援・地域定着支援の現状／206
- Q98 平成25年の精神保健福祉法改正／208
- Q99 保護者制度の廃止／210
- Q100 これからの精神保健医療福祉／212

資　料

- 知っておきたい制度内容／217
- こころの病の基礎用語／220

さくいん
あとがき
執筆者一覧

👥 家族の思い 👥

個性は変わらない／7
注意サインに早く気づければ…／9
娘のよいところと家族会の支え／14
「安心」を送り続ける…／23
親としてこころがけていること／29
つらさを一緒に感じる同志に／37
リカバリーと家族／45
病気のおかげで…／57
よい病院の選択／59
副作用を伝える勇気／61
薬を変更して…／65
SSTの効果／67
24時間365日の支援があれば…／85
メモの利用／91
兄との別れ…／95
患者と医師の信頼関係／97
「薬」についてもっと知る／103
意見箱／109
勝手に心配していてばかみたい…／110
急用ができたときに息子は…／115
自動思考／119
息子が昼夜逆転の生活をしていたときは…／121
病む者を抱えた自分がどう生きるか…／133
息子の結婚／137
オープンで短時間働ける職場／141
家事の分担／161
社会貢献型後見人／173
年金を一度却下されたけれど…／181

働きたいという本人を目の前にして…／187
生きていることだけで…／189
家族会の先輩からのアドバイス／191
息子との二人三脚／197
サロンを開いて…／200
病院・医師への願い／216

👤 当事者の思い 👤

幻聴がつらいときには…／13
薬の大切さ／63
入院してよかったなと思うこと／82
服薬の大切さとコミュニケーション／93
生活をパターン化する／143
不安が襲ってきたときには…／148
手帳の有効利用／151
障害年金はもらえないものと…／177

👥 当事者・家族の思い 👥

「こころの病のある一家」／46

第1章

こころの病が疑われたら…

～早期発見・早期介入のために～

Q1～Q6

1　家族の相談先にはどんなところがある？

> **Q** こころの病について、家族が安心して相談できるところを教えてください。

　　家族にこころの病が疑われるときの相談窓口としては、最寄りの精神科・心療内科等の医療機関のほか、地域にある保健所、精神保健福祉センターなどがあげられます。これらの機関では、医師、看護師、保健師、精神保健福祉士その他のソーシャルワーカー、臨床心理技術者らが相談を受けています。本人の受診希望があるならば、最寄りの医療機関を受診されるのが最も近道でしょう。

　ただし、この質問には精神科ならではの難しい問題が存在します。本人が自らの意思で来院する場合は一般の医療と大きな違いがありません。しかし精神科の場合、本人が受診を拒否することが少なくありません。医療行為は患者個人と医療機関との間の「治療契約」の成立によって行われるものですから、本人が診療に同意しなければ介入を行うことができません。治療の必要性があり、かつ病気としての認識（「病識」といいます）がない場合、本人を医療機関に連れて行けない場合、精神科の病気かどうかがわからない場合には、医療につなげることが非常に難しいことがしばしばあります。

　しかし、このような場合でも、「家族相談」という形での相談ができます。家族相談では、医師や精神保健福祉士等が家族から情報を聴取して本人に精神科的治療が必要かどうかを判断したり、対応の方法を検討したり、場合によっては市町村職員が訪問を行ったりしながら、何とか本人に治療の場に登場してもらえるよう考えていきます。決して、本人に未告知のまま服薬させたり、強制的に病院に収容する計画を立てたりするものではありません。この家族相談は、有料のものから無料のものまで、各機関によってその形態もさまざまなので、事前に確認しておくことが必要でしょう。

　家族相談の場合、本人からの情報が得られないので、家族からの情報が頼みの綱です。ここでは家族が上手に相談するためのポイントをいくつかあげてお

きます。

❶冷静になること

　おそらく相談者は不安な気分があふれだしそうな状態に違いありません。しかしこのようなときだからこそ、事態を一刻も早く好転させるため、こころの動揺をおさえ冷静に面接に臨みましょう。

❷面接者の質問に正しく答えること

　面接者は診断や援助の役に立つ情報を聴取することに全力を尽くします。今困っていることを話し合うのはもちろん大切ですが、相談者が面接者の質問を無視して自分の意見を一方的にまくしたてたりすることは面接としては非効率的です。

❸客観的・具体的な情報を簡潔に

　「〇〇がいけなかったのかもしれないんだけど…」「私が思うに〇〇だろうけど」という主観的な情報は、初期の相談にあたってはほとんど役に立ちません（治療が導入された後に生活の組み立てのヒントになることはあります）。今最も大切なのは客観的・具体的な情報です。５Ｗ１Ｈ（誰が、何を、いつ、どこで、なぜ、どのように）をしっかり伝えられるようにしましょう。

❹隠しごとはしない

　こころの病はまだまだスティグマ（偏見）の大きい病気です。面接者に必要な情報をあえて話さなかったり、家族の通院歴を隠したりすることも見受けられます。できるだけ隠しごとはしないというのが原則です。面接者は医療者であるため個人情報の守秘義務がありますので、関係者以外に情報が漏れることはありません。

　一方、面接者となる医療者・支援者には、不安な気持ちを抱えながら相談に来られた家族の思いを受け止め、それに寄り添い、真摯に対応していく姿勢が求められます。

【岡崎光俊】

2 子どもにも症状が出る？

赤ん坊の頃から中学・高校生くらいまでの間でも、こころの病に関係のある症状が出ることはあるのでしょうか。注意すべきサインなどがあれば教えてください。

まず最初に、代表的なこころの病の一つである統合失調症を中心にお答えします。

一般的に統合失調症は、思春期から青年期に発病することが多いということがさまざまな研究や日々の臨床経験からわかっています。統合失調症では、実際には聞こえない声が聞こえてしまう「幻聴」や、実際にはないことをあると確信してしまって訂正がきかなくなる「妄想」などの、誰しもが異常と気づく症状が起こる状態の前触れとして、微妙な変化が現れる時期（前駆期）があります。このような時期には患者さん本人は、「集中できなくなった」（注意の障害）、「あらゆる音が以前よりも大きくなった」「ものの色が前より明るくなった」（知覚の障害）、「考えがごちゃごちゃになってまとまらない、別の考えにつかまってしまう」「意味のないいろいろな考えがひしめきあうように浮かんでくるので考えがまとまらない」（思考の障害）、「自分がここにいるという実感がわかない」（離人症）などと自覚し、不安や困惑、緊張感を感じるようです。そうした患者さんには、強迫症状（例えば、不潔になることを恐れて何度も手洗いを繰り返すこと）や自傷行為、自殺念慮（希死念慮）もみられることがあります。また、睡眠がとれなくなる、食事量が減少する、感情の起伏が激しくなる、逆に感情が平坦になってしまう、理由もなくひきこもるようになる、家庭内暴力がみられるようになる、本人なりに努力しているにもかかわらず成績が低下するなど、社会生活上の変化がみられることもあります。

このような症状や生活上の変化は、統合失調症の発症に関係のある症状や注意サインといえます。ただし、これらの前駆期の症状は、統合失調症以外のこころの病でもみられますし、健常者でもストレス下や思春期の発達過程などで一時的にみられることがあり、症状や注意サインがあったからといってすぐに

統合失調症が発症したと決めつけないなどの注意は必要です。ですので、本人や家族が以上のような症状や生活上の変化を示し、「おや、これは変だな」と感じたときには、早めに専門家に相談することが望ましいと思われます。

　次に、双極性障害（躁うつ病）は統合失調症と並ぶ代表的なこころの病ですが、双極性障害も中学・高校生頃に発症することがあります。うつ状態のときには気分が沈んだり、活動性が低下したり、イライラなどの症状がみられ、その結果、不登校や成績低下などに至ることもあります。躁状態のときには、よくしゃべったり、寝ないで動き回ったり、怒りっぽくなるなどの症状が出ます。

　また、10歳頃に発症し、奇異な行動や年齢不相応な現実認識を示すといわれている「児童期統合失調症」という概念もあります。これに関しては、精神科医の間でも種々の議論があって定説となるには至っていませんが、統合失調症発症に先立って、集中力の低下、意欲の低下、疲れやすさ、さまざまな身体症状、寡黙、強迫症状、不潔恐怖、不登校、抑うつ、自殺念慮など前駆期の症状がみられるようです。思春期以降発症の統合失調症の前駆期の症状以上に、ほかの精神障害なのか発達障害なのか、健常児がストレス下で苦悩が増大して起きているのかなどの鑑別は難しいことが多いようで、これも児童精神科医などに早期に相談することが必要と思われます。一方、アメリカなどで最近急増しているといわれている小児期の双極性障害に関しては、わが国の専門家の間でも意見が分かれていて、現在研究が進められています。

　小学校時代および小学校入学前の乳児期から幼児期に問題となるのは、知的障害や自閉症スペクトラム障害、注意欠陥多動性障害（Attention Deficit/Hyperactivity Disorder：ADHD）などの発達障害や行動障害が中心です。視線が合わない、指差しができない、話すのが遅い、常に同じような動きを好む、一人遊びに没頭する、順序や遊びなどに異常にこだわるなどの自閉症スペクトラムの症状や、注意や集中力に欠けて極端にそわそわして落ち着かないというADHDの症状がこの時期には観察されることがあります。

【谷口　豪】

3 遺伝するもの？

Q こころの病は遺伝するものなのでしょうか。また、こころの病に関する最新の遺伝子研究についても教えてください。

　「遺伝」と聞くと、どのようなことを思い浮かべるでしょうか。親の顔と子どもの顔が似ている、ということを思い浮かべる人もいるでしょう。兄弟で似た性格になることがある、ということを考える人もいるでしょう。では、「病気の遺伝」ではどうでしょうか。親と子どもが同じ病気になってしまう、ということを思い浮かべる人が多いかと思います。優性遺伝の病気とか劣性遺伝の病気とか、親がその病気の遺伝子をもっているとある一定の割合で子どもも発症するなど、学校でも教わった有名な遺伝の法則を思い出す人もいるかもしれません。

　確かに一部の病気では、原因となる単一の遺伝子がわかっているものもあり、おおむね上述したように「遺伝する」と考えられるものもあります。例えば、そのような単一の遺伝子での劣性遺伝の場合は同胞（兄弟姉妹）のうち誰かが発症していれば、同胞では発症する可能性が高い人が何％、その子どもにその遺伝子が引き継がれる可能性が何％であるかを計算できます。

　しかし、多くの病気はそのような単純な形の遺伝ではありません。一つの病気に対しても発症を促進する遺伝子がいくつかあったり、発症を抑制する遺伝子もいくつかあったりで、非常に複雑です。今はあらゆる病気で遺伝子に関するさまざまな研究が進んでおり、目覚ましい進歩があります。「遺伝子がまったく関係していない病気はほとんどない」といってよいくらいです。糖尿病や高血圧のような、一般には生活習慣病と考えられている病気でもいくつかの遺伝子が関係し、病気のなりやすさが人によって異なることがすでにわかっています。そして、それに生活習慣などの環境的な要因がかかわって、病気の症状の出る出ないが分かれる、と考えられています。一部の感染症では、感染のしやすさに関連した遺伝子がわかっているものもあります。まったく外因（個体の外に原因がある）と考えられる感染症ですら、このようなものもあるのです。

こころの病も、いろいろな遺伝子が複雑に関係しているだろうと考えられています。しかし、それだけでこころの病の説明はできません。発症を促進する遺伝子がいくつかあり、発症を抑制する遺伝子もいくつかあるうえに、環境的な刺激が加わって、症状が出るか出ないか、どのような症状が出るかが決まってくると思われます。統合失調症の発症も、このような形で決まってくると考えられています。一口に「こころの病」といっても、病気によって、どのくらい遺伝子的問題が関係していて、どれくらい環境的問題で病気が変化するか、大きく違っているでしょう。

　したがって、「こころの病は遺伝しますか」という質問に対する答えは、「ほかのいろいろな病気と同じように、遺伝は関係する。しかし、遺伝だけで説明はできないし、多くの人が考えているような単純な遺伝はしない」となります。

　統合失調症にしても、うつ病にしても、活発に遺伝子研究が行われています。関係があるのではないか、といわれている遺伝子もいくつかあります。しかし、本当にその病気だけを引き起こす遺伝子や、発症に大きな影響を及ぼす「これ」という遺伝子はまだ見つかっていません。おそらく見つかるまでにはかなりの時間がかかるでしょうが、これからもさらに研究を進めていかなければなりません。従来、こころの病は症状と経過で診断されるものでしたし、これからもしばらくはその状態が続くでしょう。しかし、症状や経過が似ていても、原因が一つであるとは限りません。さまざまな原因で起こる病気がいくつも混じったものである可能性が高く、それがこころの病の遺伝子研究が思うように進まない原因の一つではないかと考えられています。

【黒木規臣】

👤家族の思い👤

個性は変わらない
　病を発症した場合でも、本人の個性まで変わるわけではありません。発症前の個性や本人の気持ちを理解して応援してあげられるのは家族だけだと思います。服薬などにより身体が動かない本人を、「怠けているのではない」と理解をしてあげられない家族はいないはずです。

(64歳　父親)

4 親の育て方に関係は？

Q こころの病の原因には、親の育て方が関係しているのでしょうか。

こころの病といっても範囲が広いので、ここでは精神病とそうでないものに大きく分けて話をします。

結論からいうと、「精神病」と「親の育て方」は無関係だと考えられています。初期（19世紀）の精神医学や精神分析学では、こころの問題と親、特に母親との関係が非常に重視されました。このため、統合失調症の発症についても20世紀の中ほどまで、家庭環境が病因であるとする考え方が広く信じられていました。統合失調症の原因は母親の育て方が悪いためであるといった考え方（悪い母親説）や、家族内の病的なコミュニケーションが発症の原因であるといった考え方（悪い家族説）などが信じられている時期がありました。しかし現在、統合失調症などの精神病は脳の機能的な病気であり、遺伝要因と環境要因の両方が複雑に絡み合って発症すると考えられています。単一の決定因子となる特定の原因は見つかっていません。病気を告知された家族が育て方について後悔する必要はまったくありません。

一方で、統合失調症において家族の態度が再発のしやすさに関係があるという説があります。「高い感情表出」（HighEE）という言葉が有名ですが、家族が患者さんに批判的、または過干渉・過保護であったりすると再発につながるという説です。これも賛否両論あり、実は原因と結果が逆（つまり、容易に患者さんが再発して安定しないので家族の感情表出（EE）が強くなる）なのではないかという説もあります。ただし、家族が患者さんの症状（幻覚妄想や陰性症状）に理解を示さず共感的でない対応をする、患者さんを病気だからといってまるで子どものように甘やかす反面で自立や就職などについて本人の回復過程を無視して先走った性急な態度をとる、治療過程に時間がかかることを焦るあまりあちこちの医療機関に患者さんを連れ回すなどの行動をとるような家庭環境下では、患者さんの病状が不安定になり、経過に悪い影響を与えるという事実は明白だと思います。

精神病でないものに関しては、近年「幼児期の虐待」と「心的外傷」の問題がしばしば取り上げられます。幼児期の不適切な養育環境が青年期以降の人格形成に大きな影を落とし、こころの問題の発症の大きな要因になるといわれています。例えば、依存症、うつ病、不安障害、解離性障害、摂食障害、一部のパーソナリティ障害などは、幼児期の虐待が危険因子となるとされています。もちろんこれらも100％そのことが原因というわけではなく、遺伝要因やその他の環境要因が複雑に絡み合ったために生じるものでしょう。

　結局のところ、こころの病の原因として、育て方の問題が多少あったにしても、まったくなかったにしても、病気に対する「犯人捜し」に大した意味はありません。家族が本当に考えるべき大切なことは、こころの病のある人に対してどのように回復の手助けとなる環境を「これから」つくっていけるかということです。

【岡崎光俊】

👤家族の思い👤

注意サインに早く気づければ…

　息子は高校卒業直前（18歳の時）に統合失調症と診断されました。

　振り返ってみると、乳幼児期には「疳（かん）」が強く、発熱時にひきつけの発作をよく起こしていたこと、言葉を話すのは比較的遅く、多動のため人混みでよく迷子になったことなどを思い出します。3歳の頃には、保健師に自閉症的傾向を指摘され、療育施設で遊戯療法を受けたこともあります。

　しかし、幼稚園や小学校の頃は、不器用ながらも友達もできて順調に成長してくれたと思います。中学からは中高一貫の私立の学校へ進み、学業も部活（テニス部）もそこそこにこなしていたため、親として乳幼児期に抱いていた心配はすっかり忘れていました。ただ、中三の頃から、通学時の電車で乗客の視線が気になったり、思うように睡眠がとれないという症状があったようです。

　もともともっていた罹（かか）りやすい素因に加えて、思春期の種々のストレスや人間関係がうまく処理できず発症したものと思われます。注意サインに早く気づき、重篤化する前に対応していればと思うと非常に残念です。

（68歳　父親）

5 よい病院を選ぶためのポイント

Q こころの病の治療について、よい病院を選ぶためのポイントを教えてください。

A これはなかなか難しい質問です。入院施設のある病院だとか、遅い時間や土曜日や休日もやっている病院、大きな総合病院のなかの精神科、著名な医師がいるクリニック、専門性の高い治療を行っている病院など、いろいろな意見があるかと思います。しかし、統合失調症に限らずこころの病の治療は、病院そのものよりも患者さんと医師の信頼関係が大切だと考えられるので、「信頼できる先生がいる病院なのかどうか」を、まず第一に考えるのがよいと思います。

「信頼できる医師」というのは、その患者さんによって評価が異なるかもしれませんが、個人的には「質問した内容を的確にわかりやすく説明してくれる医師」だと思います。患者さんからは「時間をかけてじっくり話を聞いてくれる先生が理想」などの意見も聞くことがありますが、単純にそうとはいえません。一つには、多くの医師は複数の患者さんを限られた時間で診察しないといけないので物理的にそれは不可能と思われるためで、もう一つの理由としては、統合失調症の患者さんの場合、必要以上のカウンセリング的な心理療法よりも、薬物療法などが治療の主体となるからです。限られた時間のなかで、的確に質問に答えてくれて、相性のよさそうな医師のいる病院がよい病院の条件の一つではないでしょうか。なお、相性のよさというのは一回の診察ではわかりません。一回の診察で早急に判断するよりは、何度か通院してみて判断するのが大事だと思われます。

その他、病院選びの大事なポイントとしては、自宅近くの病院がやはりよいと思います。理由としては、現在の精神科医療は、治療の中心が病院から地域へと移りつつあります。つまり、入院治療よりもデイケアや訪問看護、作業所（地域活動支援センター）など、地域全体で患者さんをバックアップする方向に向かっています。自宅近くの病院ですと、作業所や保健所のスタッフと病院側が

綿密に連絡をとることが可能です。また、こころの病の治療には家族の協力が必要なことが多いので、家族が病院に行きやすいという理由からも、地元の病院というのは選択肢の一つに入れてよいと思います。自宅近く以外にも、例えば職場近くの病院など、本人が「通いやすい病院」というのも大事です。こころの病の場合、治療期間は長くなることが多く、途中での治療中断などは再発の危険が高くなることから、この「通いやすい病院」というのも大切だと思います。

　また、最近では包括型地域生活支援（Assertive Community Treatment：ACT）が日本でも広まってきています（アクトと呼ばれています）。これは重い精神障害のある人であっても、地域社会で自分らしい生活を実現・維持できるような包括的な訪問型支援を提供するケアマネジメントモデルの一つです。ACTは、看護師、精神保健福祉士、作業療法士、臨床心理技術者、精神科医等からなる多職種チームが利用者の生活の場へアウトリーチ（訪問）するのが特徴です。このACTにみられるように最近の精神科医療の流れは、「医者と患者さん」の病院（もしくは診療所）での治療という二者関係から、「多職種チームと患者さん」という、複数のスタッフがそれぞれの得意分野を活かして患者さんの地域での生活を支えるというように変化してきています。ですので、たとえ主治医とはなんとなく相性が合わなくても、多職種チームのなかで誰か一人でも自分のことをよくわかっていると感じる人がいれば、安心してその病院に通ってよいと思います。

　結論としては、「よい病院」とは「信頼できる医師もしくは医療スタッフのいる病院」であると思います。まずは「自宅近くの病院」もしくは「通いやすい病院」に行ってみるというのがよいと思われます。そのような病院にしばらく通院して「この先生や医療スタッフは信頼できる」と感じたら、その患者さんにとって「よい病院」になるのだと思います。

　支援者として患者さん・家族から質問のような相談を受けたら、それぞれの希望を聞きながらも、上記のような視点をもって対応するとよいと思われます。

【谷口　豪】

6 受診してもらうには…

Q 病院に行くのを拒んでいる患者さんに受診してもらうためには、家族・支援者はどのようにかかわればよいのでしょうか。

A 患者さんが「病院に行くのを拒んでいる」ことの背景には、さまざまな病態が考えられます。その病態を把握することが、適切な対応につながります。拒否・拒絶を示す代表的な病態像とその対応をまとめます。

●意識障害の場合

昏睡(こんすい)のような重度の意識障害の場合は迷うことはありませんが、ごく軽い意識障害では、拒絶がみられる場合があります。これは、意識障害のために正常な判断ができなくなるからです。なんとなくぼんやりとし、思考のまとまりがなくなって、自分のおかれている状況を認識できず、状況にそぐわない行動をとるようになります。せん妄状態とよばれる意識障害は、軽い意識混濁に加えて、多弁・多動や、刺激に対して易怒・興奮などがみられます。夜になるとせん妄状態になるものを、夜間せん妄と呼びます。ごく軽い意識障害を見分けることは専門家でも難しいことがありますが、時間によって状態が変動し、比較的急激に認められるような場合には、意識障害が疑われます。脱水状態など身体的な問題から意識障害が引き起こされる場合もありますので、食事や水分の摂取量、痛みなどの有無、体温や血圧、「いつもと様子がちがう」感じ、などを参考にし、支援者や場合によっては救急隊に援助を求めましょう。

●認知症の場合

認知症では、医療機関への受診や介護サービスを拒絶する場合が少なくありません。認知症のある人は、それまでできていたことができなくなること、質問にスムーズに答えられなくなることなどから、非常に不安な気持ちを抱いています。そのため、自分にとって理解できないこと、不本意なことに対しては防衛的に拒否反応を示します。こうした場合は、命令口調は逆効果になります。ゆっくりと「なぜ」を聞く、「健康診断に行く」「血圧を測ってもらいに行く」など受け入れやすい誘い方をする、しつこく誘わずちょっと話題を変える、な

どの対応をするとよいでしょう。

◉病的状態に支配されている場合や病識がない場合

　幻覚妄想などの病的体験に支配されて拒絶することも少なくありません。統合失調症であれば、「そんなところに連れて行って殺す気だろう」などという被害妄想や、「そいつは敵だ」という幻聴などに基づいて受診を拒否してしまいます。うつ病であれば、「自分は罪深い人間なので、治療を受ける資格などありません」「私はもう死んでいるので病院など意味がありません」などという罪業妄想・否定妄想に基づいて拒否してしまいます。

　こうした場合は、本人は病気であるという認識がないために受診を拒否しているばかりか、受診するとかえって取り返しのつかないことになると思って拒絶します。本人を騙すような形で病院へ連れて行ったり、本人の飲み物や食事に「薬を盛って」受診させたりすることは、家族や病院に対する不信感を募らせてしまい、その後の治療にも影響してきますので望ましくありません。できるだけ、本人が納得するように説得しなければなりませんが、「病気だから」「おかしいから」などと言うことは避け、「眠れていないようだから」「食事がとれていないようだから」というように、症状に焦点をあてると受け入れてもらいやすくなります。まったく病識がない人もいますが、実は本人もどこかおかしいと感じているけれどもそのことを認めたくないために拒否していることもあります。

　ただし、統合失調症で精神運動興奮状態にあるときや、うつ病で食事がとれずに衰弱してきているときには、警察、保健所、救急隊などの応援を頼んで受診させる方法を検討したほうがよいでしょう。　　　　　　　　【亀井雄一】

> 👤当事者の思い👤
>
> 幻聴がつらいときには…
> 　ぼくは趣味にずいぶん救われました。趣味はエレキギターを弾くことと、シルバーアクセサリーをつくること。特に、シルバーアクセサリーをつくって人にプレゼントして喜んでくれるととても嬉しいです。今は母が営んでいるリサイクルショップを手伝っています。寛解になったら趣味を生かした仕事がしたいです。
>
> 　　　　　　　　　　　　　　　　　　　　　　　　　　　（33歳　男性）

👪 家族の思い 👪

娘のよいところと家族会の支え

　娘は20代中頃から、職場での人間関係や仕事の失敗などで落ち込みが激しくなり、昼夜逆転の生活を送るようになり、食事も摂らなくなり、次第に言動も危うくなっていきました。私はなんとか一刻も早く病院に連れて行きたいと思って説得しましたが、娘は病気ではないと言い張り、途方にくれてしまいました。

　しかし、激やせし、生命の危機さえ感じたため、「病院に行こう。○○さんも病院に行ってよくなったのよ」と、家族会に誘ってくれた友人の息子さんのことを話し、抱きかかえるようにしてようやく外来に行きました。その2、3日前に病院に電話で状態を詳しく話して相談し受け入れ態勢をつくってもらっていたので、スムーズに診察してもらえ、そのまま入院になりました。ただ、親は入院になるであろうことは承知していましたが、娘にとっては予期せぬ突然のことで、日常を一気に断ち切られたという思いだったのだろうと、今でも胸が痛みます。

　この時の入院は、その言葉自体も初めて耳にする「医療保護入院」で、親子ともども「これからどうなってしまうのか」という不安で押しつぶされそうでした。「退院できるだろうか」と面会に行くたびに長い廊下を歩きながら思ったものです。

　3か月後の退院時にはすっかり以前の娘に戻っていて、「心配かけてごめんなさい。ありがとう」との言葉を聞いた時には、思わず涙がこぼれました。しかし、作業所に通い、さらにアルバイトを2年間続け順調に社会復帰してきていると喜んでいた矢先、服薬を中断したことや勤務上の無理から徐々に体調を崩し、再発、再入院、とお決まりのコースになり、ふりだしに戻ってしまいました。

　今は服薬は怠りなく、また自らハローワークの障害者枠に登録し、障害者手帳を申請し、近くの弁当屋さんに短時間の勤務をしています。障害をオープンにすることで、職場の方々の理解をいただき無理なく働けるようになりました。

　彼女のよいところは、めげずに挑戦すること、明るいこと、友だちの多いこと、家族と一緒に楽しめること、などと思っています。でも「障害者」であることを受容し、発症前に比べいろいろな面でモチベーションが低下している娘が不憫になり、親としてつらくなることもあります。家族会の多くの方々もきっと同じ思いを乗り越えてこられたのだと思います。一方で、「医学的にも脳科学的にも、もっとこの病気の解明、治療法の研究が進むのではないか」と希望をもっています。

　この病気の発症は悲しいことですが、そうでなかったら出会えなかった家族会の素晴らしい方々に出会え、深いところで悲しみや喜びを共有でき、私自身の世界が広がったと感謝しています。「つどい、語り、学び、支え合う」家族会の理念を大切に、一人でも多くの方が参加されるようになるとよいと思います。　　（61歳　母親）

第2章

こころの病とは？

～その症状と診断～

Q7〜Q21

7　こころの病とは？

Q　「こころの病」といってもいまひとつその範囲がわからないのですが、どのようなものが含まれるのでしょうか。

A　これは難しい質問です。こころというものは大変複雑なうえに、直接見えるものではありませんし、客観的に数値化できるものでもありません。何をもって病気とするのかという線引きが非常に難しいものです。所属する文化や社会、宗教などによっても、病気とされる基準は異なってくるでしょう。しかし好き勝手に決めることもできませんから、原則として、今日の日本の精神科診療では、世界的に用いられる診断基準を用いてこころの病を診断しています。診断基準には2種類、世界保健機関（WHO）作成の「国際疾病分類」（ICD-10）と、アメリカ精神医学会（APA）作成の「精神疾患の分類と診断の手引」（DSM-Ⅳ-TRまたはDSM-5）があります。どちらも重要な基準ですが、著しく異なるものではありませんので、ここではICD-10に従って紹介していくことにします。

　まず一つ目は、明らかな原因が脳に認められる病気の群です。脳腫瘍や脳挫傷などがある場合に、幻覚や妄想を抱いたり、気分が落ち込んだり、あるいは意識がもうろうとして「せん妄」と呼ばれる状態になることがあります。てんかんによる精神症状もここに含まれます。それから、この群でもう一つ重要な病気は認知症です。認知症では、その人が一度獲得した知的能力が失われ、家事や身支度など日常生活の個人的活動に問題が生じます（**Q16**）。

　二つ目にあげられるのは、アルコールや覚せい剤など精神作用物質使用による病気の一群で、急性中毒や依存症、離脱症状（いわゆる禁断症状）、さらには幻覚や妄想などが出現することもあります（**Q15**）。

　三つ目は、統合失調症とそれに似た疾患です。詳細は当該項目（**Q9〜Q11**）を確認してほしいのですが、幻覚や妄想、まとまりのない言動などを主体とする、原因不明の病気です。

　四つ目は、気分（感情）障害です。うつ病はここに分類されます。一日中気

分が落ち込んだり、もともと楽しめていたことが楽しめなくなる病気です。逆に気分が異常なまでに高揚して、行動を制御できなくなる躁病もここに含まれます。症状の重症度や経過から、さらに細かく分類されます（**Q13**、**Q14**）。

五つ目は、不安やストレス関連の病気の群、いわゆる神経症と呼ばれる群です（**Q17**）。社交場面に過度な恐れを抱く社会不安障害や、確認行為がやめられないなどの強迫症状をきたす強迫性障害、強いストレスに反応して不安や抑うつが起こる心的外傷後ストレス障害（PTSD）（**Q19**）や適応障害、ストレスに関連して記憶がなくなったり、けいれんしたりする解離性障害、心理的葛藤が痛みや動悸などの身体症状として現れる身体表現性障害、などが含まれます。

六つ目は、食事や睡眠など生理的機能に関する障害です。摂食障害では過剰なダイエットがやめられず、食べ吐きを繰り返すなどの症状がみられます。その他、不眠症や性欲の異常、産褥期の精神障害もここに分類されます。

七つ目は、パーソナリティ障害です。人格の極端な偏りの結果、極端で持続的な行動パターンに至ってしまう病気です（**Q18**）。感情や対人関係の不安定さを特徴とする境界性パーソナリティ障害が有名ですが、ほかにもさまざまなタイプがあります。

八つ目は、精神遅滞、いわゆる知的障害です。全体的な知能の水準が低いという群で、主にIQテストで診断されます。

九つ目は、発達障害です。コミュニケーション能力の障害や強いこだわり等を特徴とする広汎性発達障害が最近話題になっています。学習障害や言語障害などもここに含まれます（**Q20**）。

最後として十番目は、小児期および青年期にみられる、特定の情緒や行動の病気です。不注意や衝動性を主症状とする注意欠陥多動性障害（ADHD）のほか、反社会的な犯罪行為を繰り返す行為障害や、まばたきや咳ばらいをやめられないチック障害もここに含まれます。

このように、「こころの病」としてICD-10にはさまざまな病気が分類されていますが、絶対的なものではありません。まだわかっていないことも非常に多いのです。こころの病を疑ったら、まず医療機関を受診して医師の話をよく聞くことが何よりも大切なこととなります。

【曽根大地・渡辺雅子】

8　画像検査で診断できる？

 画像検査で、こころの病は診断できるのでしょうか。画像診断の現在の進歩などについても教えてください。

　　統合失調症やうつ病、またそのほかのこころの病について、インターネット検索をしたとき、また一般のニュースでも、「脳の中の〇〇という場所が小さくなっていることが発見された」とか「被験者に□□という課題をしてもらったとき、正常では脳の〇〇の血流が増加するのに、統合失調症患者ではあまり増加しないことが発見された」などという記事を目にすることがあると思います。正しく行われた実験で、正しく解析が行われて、きちんとした審査を通った研究の論文ならば、本当にそうなのかもしれません。しかし、巷には、これに該当しない「脳科学」のデータであるかのようにみせかけた情報もあふれています。

　認知症の診断を除く精神科の診療では、画像検査を診断に使う場面に出会うことは少ないと思います。初診の際に行う画像検査のほとんどは鑑別診断といって、「統合失調症やうつ病ではない、脳の中の大きな病変で似たような症状が出ている可能性はないか」を見極めるために行われます。そのような病変が発見されることは非常に確率が低いですが、たとえ最初の症状が「こころの病」に似ていても、その後急速に重大な症状に進行していく別の疾患もあるので、この鑑別診断も重要です。しかし、現時点では、外来や入院で画像検査をしてそれで統合失調症やうつ病の診断が確定される、ということはありません。

　なぜこころの病の診断に画像診断が一般的ではないのでしょうか。まず、統合失調症にしてもうつ病にしても、こころの病は、それぞれ一つの原因で起こっているわけではなく、いくつかの原因で起こっていると考えられています。さらに、脳の仕組みは非常に複雑で、時にはほんのわずかな異常で思わぬ機能的な異常を引き起こすことがあります。原因がさまざまであるうえに、こころの病を引き起こす脳の構造的な異常は非常に微細なものであると考えられるので、患者さん全員に共通の異常を見つけるのは非常に困難です。検査で病気を

診断するためには、何らかの基準値を決めて、例えば「〇〇以上であればこの病気である可能性が高い」といえることが必要です。その病気である群とない群で圧倒的な差があれば基準値を決めることはできますが、さまざまな研究で発見されている差はわずかなものが多く、「〇〇以上であれば統合失調症と診断できる」といえるようなものは見つかっていません。

　しかし、技術は日々進歩しています。検査の精度が上がり、データが蓄積されれば、画像診断が可能になる日もくるのではないかと思います。一つの検査値だけでは診断ができなくても、いくつかの検査を組み合わせれば診断の精度を上げることができるようになるかもしれません。

　現在、まだ「先進医療」という区分で、一般の健康保険の適応にはなりませんが、光トポグラフィー（Near-Infra Red Spectroscopy：NIRS）という検査がうつ症状の鑑別診断補助になることがわかっています。近赤外線という患者さんへの侵襲がないものを用いた検査であることから、今後の普及が期待されます。なお、あくまでも、NIRSは鑑別診断の補助として用いられるもので、診断の確定や治療に用いられるものではないこと、先進医療のために検査を受けられる医療機関も限られていることに注意が必要です。

　最後にもう一度強調しておかなければなりません。この原稿を執筆の時点では、画像診断は、こころの病に対しては、あくまでも「鑑別診断」「診断補助」です。やはりもっとも重要なのは、診察場面で患者さんの症状と経過をきちんとみることです。どれだけ正確な病歴がとれるのか、どれだけ患者さんが診察場面で症状を話せるか、などで診断の精度が大きく変わってしまうなど、いろいろな問題はありますが、これなくしてはこころの病の診断は成り立たないのです。

【黒木規臣】

9 統合失調症とは？

Q 統合失調症とは、どのような病気なのでしょうか。また、精神科医がどのような根拠で診断しているかについても教えてください。

統合失調症は、青年期に多く発症し、およそ100人に1人がかかるといわれている、決して稀ではない病気です。少し前までは「精神分裂病」と呼ばれていました。この病気の原因については、古くからいろいろな説が提唱され、現在も研究が進められていますが、残念ながら確実なことはわかっていません。血縁に統合失調症の人がいると発症率が上昇することが知られていますし、ストレスや環境の因子も発病に影響を与えますが、遺伝・環境のどちらも決定的な原因ではありません。ですから、発病したからといって単純に遺伝や環境のせいにすることはできませんし、遺伝や環境に問題がないからといって発病しないわけでもないのです。

診断についても、血液検査や画像検査ではっきりとわかるものではないため、症状から診断するしかないのが現状です。精神科医は、患者さんや周囲の人の訴えや、実際の診察場面での様子などからどういった症状が認められるのかを判断し、それを時系列的な経過とも合わせて診断基準に当てはめて診断します。心理検査を補助的に用いることもあります。診断基準を個々のケースに当てはめるのには、当然ですが一定の臨床経験が不可欠です。症状の例は後述しますが、その症状もすべて揃うわけではなく、個人差が非常に大きいのです。

症状から診断する際の診断基準としては、世界保健機関（WHO）作成の「国際疾病分類」（ICD-10）とアメリカ精神医学会（APA）作成の「精神疾患の分類と診断の手引」（DSM-Ⅳ-TRまたはDSM-5）があり、今日の日本の精神科医療では基本的にはこれらの基準に沿って診断することが多いです（**Q7**）。しかしこれらも完全なものとはいえず、ほかにも多くの精神医学的な知見がありますから、ケースによってはそういった別の知見が役立つこともあります。また、ホルモン系の異常や一部の脳炎、広汎性発達障害などでも統合失調症のような症状を示すことがあることが知られており、それらをきちんと鑑別する必要も

あります。そのため、症状や経過を医療機関にできる限り正しく伝えていただくことが、正確な診断・治療のために最も必要なことだと思います。

統合失調症に典型的で目立つ症状としては、実際にはないものが見えたり聞こえたりする「幻覚」や、現実ではないことに確信を抱く「妄想」、話のまとまりがなくなったり急に止まったりする「思路障害」などがあげられます。これらの目立つ症状を陽性症状と呼びます。このとき、患者さん本人が自分で病気だと認識できればよいのですが、自分では病気だと思っていない場合が多いのです。そういった場合は家族・支援者から本人に精神科受診を勧めていただくことが、問題解決への近道になります。

これらの目立つ症状については、薬物治療の有効性が確認されており次第に改善することが多いですが、経過のなかで、意欲や感情の豊かさが失われ他人とのかかわりを失う状態（「残遺状態」）が目立ってきます。この「残遺状態」のことを「陰性症状」と呼ぶこともあります。近年の薬物療法等の進歩により陰性症状も軽症化の傾向にあり、社会生活を維持できる患者さんも増えています。リハビリテーションなどで社会とのかかわりをもち続けていくことも大切になります。

もう一つ問題となってくるのが、目立つ症状の再発です。一度は治ったはずの「幻覚」や「妄想」が、時に再発してしまうのです。これは特に、服薬を中断してしまった場合に起こりやすいものです。ごく稀に服薬なしで再発せずに経過する患者さんもいますが、ほとんどの人は定期的な通院と服薬を続けることが必須になります。薬を減らしたり、中止したりするにしても、通常は年単位の月日がかかります。再発をしてしまうと入院が必要になったり、社会的にも大きな損失を被ることがあり得ます。ですから、必ず主治医とよく相談して、自分から通院や服薬を中断しないことが重要です。

いろいろと書きましたが、統合失調症は本当に個人差が大きい病気で、再発を繰り返して長期入院を余儀なくされる人から、病気をもたない人達と同じくらいの社会生活を営める人までさまざまです。個々のケースについては、信頼できる医療機関とよく相談してほしいと思います。

【曽根大地・渡辺雅子】

10 統合失調症の初期徴候

Q 統合失調症の初期の徴候には、どのようなものがありますか。具体的に教えてください。また、早期の発見によって、治癒率などに差が出るものなのでしょうか。

A 統合失調症の発病に先立って前駆症状が認められることがあるという事実は、患者さんの過去を遡って調べる研究によって以前から知られていました。近年、そういった前駆状態の早期発見・早期介入の重要性がより明瞭に示され、「発病危険状態」（At-Risk Mental State：ARMS）と呼ばれるようになりました。一方、はっきり精神病状態になった場合は「初回エピソード精神病状態」（First-Episode Psychosis：FEP）と呼ばれます。FEPの症状については統合失調症の項目（**Q9**）に準じますので、ここでは主にARMSについて説明していくことにします。

現在ARMSとされているものの多くは、微弱な精神病症状や認知・知覚の軽微な異常を示すタイプのものです。ほかにも遺伝素因や短期間の精神病状態などを含むタイプがありますが、ここでは割愛します。微弱な精神病症状とは、いわば統合失調症の症状を弱くしたような症状で、「説明できないような奇妙な出来事が周囲で起こっている感じがする」「将来を予見できると感じる」「自分の考えが何かに干渉される気がする」「物音に敏感になったり、空耳のような音が聞こえたりする」などといった、普通ではない奇異な思考内容や思考処理過程の障害、知覚の軽微な異常などが例としてあげられます。これらは周囲から見てわかる場合と、本人の主観的な体験にとどまっている場合があり、それによって早期と後期に分ける考え方もあります。

このARMSが重要視されるのは、先に述べたとおり、統合失調症への早期介入の有効性が示されてきているためです。最初の精神病状態になってから適切な治療が開始されるまでの期間を「精神病未治療期間」（Duration of Untreated Psychosis：DUP）と呼びますが、これが長くなると予後が悪くなることが数々の報告から明らかになっています。また、精神病状態に至る前の前駆状態、つ

まりARMSへの介入についても、まだ決定的ではありませんが、薬物療法や認知行動療法によって統合失調症の発症を減らせるのではないかという報告がみられます。つまり、ARMSを適切にフォローすることによって、統合失調症の発症を予防し、もし発症しても未治療期間を減らすことで予後を改善できるかもしれないということですから、とても重要なことだと思います。

ただここで一つ気をつけたい点は、ARMSになったからといって必ずしも精神病になるわけではないということです。報告によって差がありますが、1年以内に精神病に移行する率は10〜40％といわれています。発症しない例も多いわけですから、ARMSに対してあまり偏見をもたないように、正確な知識と視点が重要といえるでしょう。

では、ARMSを疑ったらどうすればよいのでしょうか。これまでに述べたように適切なフォローが非常に重要な状態といえますから、早めに医療機関をきちんと受診することが何よりも重要になります。まだまだこの分野は日本の精神科医療全体に浸透しているとはいえませんから、専門外来を受診して医師の意見を聞くのが適切でしょう。その際、患者さん・家族は、今後の適切なフォローにつなげるためにも、症状や経過をできるだけ正確に伝えていただければと思います。

【曽根大地・渡辺雅子】

👤 家族の思い 👤

「安心」を送り続ける…

よく考えれば当然のことですが、自分の子どもは実に自分たち夫婦のものの考え方を受け継いでいます。性格も似ており、悪い点はまったく親と同じです。ですから親とよく似た子どもの家族で、何の処置もなければHighEE家族となることは避けられず、再発の危険性にさらされると思います。これまでの数年間の私の目標は、子どもの再入院を避けること一点だけでした。すべてを許す気持ちをもって初めて寛容が生まれ、否定的な感情表出を避ける手法として自分を救ってくれました。

わが家でも再発の機会が何度かありました。入院の効用もあると思いますが、本人が入院を最も嫌っているので、その意思を尊重し、可能な限り入院を避けるための対処方法として、注意サインへの対応をしました。興奮状態を落ち着かせるために夜中のドライブ、夜中の病院訪問、出張に同行させるなど、限定された方法ですが、可能な範囲で可及的に速やかに行いました。また親も「入院を希望していない」とこころから言い続けて「安心」を送り続けています。

(64歳　父親)

11 統合失調症は回復するもの？

Q 現在、統合失調症の人の多くが、回復して地域で生活できるようになってきていると聞きましたが、本当でしょうか。

A 統合失調症の人の多くが、回復して地域で生活できるようになっているというのは、本当です。統合失調症の発病後の経過は現在でもケースによって非常にさまざまですが、かつては長期入院が当たり前だったのが、近年は随分と良好な経過をたどるケースが増えました。ただし、ここでいう「回復」は、完全に治ったということとは少し違います。症状が目立たなくなって地域で生活を営める人は増えていますが、統合失調症の症状は何らかのきっかけで再発することもあり、「治る」という表現はあまりされません。「回復」のほか、「寛解」などと表現されることもあります。

　回復する人が増えた主な要因の一つは薬物療法の進歩です。副作用の少ない新世代の統合失調症治療薬や、数週に1度の注射で毎日の服薬の代わりができる持効性注射剤（デポ剤）など、患者さんの生活の質を向上させ得る治療法の選択肢が近年随分と増えました。

　もう一つ重要な要因は、統合失調症の患者さんの長期間の入院を可能な限り避け、地域で支えて社会復帰を促そうという精神科医療全体の大きなシフトチェンジだと思います。統合失調症では「残遺症状（陰性症状）」といって、生活上の意欲をなくしたり自然な感情表出を失ってしまったりして、結果的に社会とのかかわりをなくしてしまうという症状が慢性期にみられることがあり、これが長期的な経過に大きく影響します。ですから、できるだけ患者さんが社会との接点を維持していけるよう精神科医療全体がシフトしてきていることには大きな意味があります。

　さて、上記のような要因で改善した統合失調症の経過ですが、最近では5割弱の人が、通院しながらも仕事に就くまでに回復できるといわれています。必ずしも全員が発病前の能力水準に完全に戻るというわけではありませんが、少なくとも半分程度の患者さんが仕事をして賃金を得ることができるのです。こ

れに、在宅で作業所（地域活動支援センター）やデイケアに通うという形で社会復帰する患者さんを合わせると、約8割程度の人が社会生活を営むことができるということになります。残りの2割の患者さんのなかには、どうしても長期入院が必要であったり、在宅でも社会との接点をもてなかったりという人がいますが、現在もさまざまな治療法が開発されていますから、今後この数字も変わっていくことでしょう。

　では、良好な経過をたどりやすいのはどのようなタイプか、というのがやはり気になるのではないかと思います。これについてはいろいろな要素がいわれていますが、例をあげると、もともとの社会機能・交友関係がよいこと、発症年齢が遅いこと、急な発症であること、発症に大きなきっかけがあること、発症から治療開始までの期間が短いこと、再発を繰り返さないこと等がいわれています。もちろんこれは絶対的なものではありませんし、当てはまらないからといって経過が悪いと決まるわけではありません。しかし気をつけることができる点は気をつけたいものです。

　主に患者さんや周りの人々に注意していただきたいのは、治療開始までの期間を短くすることと、再発を予防することです。以前に比べれば随分と精神科受診の敷居は低くなったといわれますが、まだまだ抵抗のある人も多くいると思います。しかし統合失調症であった場合、先延ばしにした分、病気が悪くなることがよくあります。ですから、様子がおかしいなと思ったら早めに精神科を受診することを強くお勧めします。また、治療で病気が落ち着いてくると、治ったように感じて自分で治療を中断してしまう人もいますが、それによって再発するケースが非常に多いですから、治療の中断や薬を減らすことについては必ず主治医に相談してください。

　このように、さまざまな要素が影響してさまざまな経過をたどる統合失調症ですが、最初に述べたとおり、経過は随分良好になりました。かつての、自宅に監禁されたり、大多数が長期入院していた時代を考えれば、現在の状況は大きな進歩だと思います。可能な限りよい経過をたどれるよう、患者さん・家族は、主治医とよく相談して治療を受けるようにしていただければと思います。

【曽根大地・渡辺雅子】

12 統合失調症の原因と最近の研究

Q 統合失調症の原因は、どのように考えられているのでしょうか。統合失調症についての最近の研究にはどのようなものがありますか。

A 統合失調症に関係しているといわれる脳内の神経伝達物質に、「ドパミン」があります。神経伝達物質とは、神経を伝わってやってきた信号を次の神経細胞などに伝えるために放出される物質で、次の細胞の受容体と呼ばれる場所に作用することで信号を伝えることができます。ドパミン神経細胞は脳の中でいろいろな働きをしており、身体の動きから注意や意欲の調整などのこころの働きまで、いろいろな機能に関係しているといわれています。

統合失調症の幻覚や妄想に効果がある薬（抗精神病薬）のほぼすべてがドパミンの働きを抑制する効果があることから、統合失調症の原因はドパミンの働きが過剰なためではないかという考えが昔から根強くありました。それらは「ドパミン仮説」といわれています。しかし、統合失調症の症状は、幻覚や妄想といった陽性症状だけではなく、自閉的になったり、感情の変化が乏しくなったりする陰性症状もあります。それらの陰性症状にはドパミンの機能を抑制するのみの抗精神病薬ではあまり効果がないこと、脳全体でドパミンの機能が過剰であるという証拠が実際の脳で見つからないことから、「統合失調症の患者さんの脳全体でドパミンが過剰である」と単純にはいえないようです。ドパミンは機能的に亢進している場所があったり、逆に低下している場所があったりするなど、脳の部位によって異なっているという説もあり、ドパミン仮説はさまざまな修正が加えられ、検証され続けています。

ドパミン以外にも、グルタミン酸など別の神経伝達物質に注目した仮説もあります。グルタミン酸仮説は、グルタミン酸の受容体の一部の働きを阻害するPCP（フェンサイクリジン）の乱用で統合失調症と似たような症状が出現することから、長く注目されている仮説です。PCP乱用で出現する症状は幻覚や妄想だけでなく、統合失調症の陰性症状と似た症状も含まれる、ということで「ドパミン仮説よりもより広い症状を説明することが可能である」という特徴

があります。統合失調症にグルタミン酸の異常も関与しているという所見も蓄積されてきました。

　原因の研究は、神経伝達物質の研究だけではありません。神経伝達を制御する遺伝子の研究でもいくつかの成果があがっています。遺伝の項目（**Q3**）で述べられているように、一つの遺伝子が病気を決定しているわけではなく、少数の遺伝子だけですべてを説明することはできないようですが、病気と関連しているであろう遺伝子はいくつか発見されています。おそらくは、複数の異常が集まって、さらに外的要因も加わって症状が発現すると考えられています。

　なお、原因を探るだけが研究ではありません。症状と社会的な予後（より質の高い社会生活を送ることができるか）を調べたり、それらと認知機能の関係を調べたりするような研究もあります。認知機能とは、物事を知覚し、統合し、判断する能力のことをいい、非常に幅広い機能です。例えば、それが後天的に、広範に、進行性に障害されるのが「認知症」です。程度や障害の範囲にかなり差はありますが、認知機能障害は、認知症だけでなく統合失調症やうつ病などこころの病にも現れることが知られています。統合失調症でみられる認知機能障害は個人差が大きく、また認知症のように進行性ではありません。しかし、認知機能障害は強く社会的な予後に関係していることが注目されています。そこで今では、統合失調症の症状だけではなく、認知機能障害を改善する治療を探る研究が盛んに行われています。

　統合失調症は、原因から治療まで、まだまだわからないことがたくさんあります。精神医学は統合失調症の全体像をまだつかんでいません。これからもさまざまな研究が必要です。そしてこのような研究は、研究者が頭をひねっているだけではできません。これらは、患者さん本人、支える家族、支援者の理解と、一緒に病気を克服したいという熱意があって初めて可能なのです。

【黒木規臣】

13 気分障害とは？

Q 気分障害とは、どのような病気なのでしょうか。また、原因としてはどのようなことが考えられているのでしょうか。家族や支援者としてのかかわり方についても教えてください。

A 気分障害とは、気分が落ち込んでしまったり、あるいはハイになったりする症状を特徴とする病気の総称です。感情障害も同じ意味です。

気分がひどく落ち込み、何もやる気がしない状態を抑うつ状態と呼びます。抑うつ状態とは逆に、気分が高揚してさまざまなことに手を出したり、開放的であったり、あるいは怒りっぽかったりするのが躁状態です。程度や期間において一定の基準を満たす深刻なうつ状態や躁状態が発生したときにそれぞれ「うつ病エピソード」「躁病エピソード」と判断します。経過のなかでうつ病エピソードの出現のみが認められた場合は「うつ病」と診断します。両方を繰り返していることが判明した場合には「双極性障害（躁うつ病）」と診断します（それぞれ、うつ病・双極性障害以外の原因がある場合は除きます）。

暮らしのなかの出来事（ライフイベント）に反応して気分が沈んだりうれしくなったりするのは人間の自然な感情ですが、気分障害における気分の変動は、振れ幅の大きさや持続時間において、自然な感情を大きく逸脱します。うつ病エピソードや躁病エピソードでは多くの場合、日常生活や仕事に支障が出ますが、なかには、躁状態の活動性亢進を利用して大きな仕事をなす人もいます。

気分障害は紀元前400年頃にはすでに認識されており、古代ギリシアの医師ヒポクラテスは、憂うつになる病気をメランコリー（黒胆汁症）と名づけていました。ヒポクラテスは、胆汁などの体液のバランスがさまざまな病気をもたらすと考えました。現代では気分障害の原因として体液説は否定され、患者さんの脳内でさまざまな変化が起こっていることが明らかにされています。最初の抗うつ薬が開発された1950年代頃からは脳内のモノアミンと呼ばれる化学物質の不具合が想定されるようになり、1980年代以降は、細胞内の伝達系や脳由来神経栄養因子という物質の関与も指摘されています。ただし、気分障害は

現在でも疾病概念すら流動的であり、メカニズムが完全に解明されるまではまだ時間がかかりそうです。

　気分障害の症状は、患者さん本人および周囲から病気の症状として認識されないことも多いです。先に述べたように感情の変化そのものは病的なものではないのですが、何日にもわたって日常生活に支障をきたすほどであれば、精神科を受診して専門家の評価を受けるのがよいでしょう。

　気分障害の経過はさまざまで、治療を開始してすぐに症状が落ち着くこともありますが、逆にたびたび不安定になり、患者さん本人や周囲が戸惑ってしまうこともあります。この病気と付き合うためには、躁・うつの気分の変動に振り回されず、生活を安定させていくことを目指す必要があります。気分の振れが躁・うつのいずれに向かっているのかを察知し、それに応じてどのように対処するのがよいのかコツがつかめると、症状は落ち着かせやすくなります。

　家族や支援者は、患者さん本人に対し、他者の目からの評価をフィードバックし、症状をコントロールする助けができるとよいでしょう。

　状態に応じて薬の処方の調整が必要になることがあるので、医師の診察の際に経過をうまく伝えることも重要です。その点では、患者さんの傍らにいる家族や支援者が医師に提供する情報は貴重です。ただし、家族や支援者が管理的になりすぎず、患者さん自身が主体的に症状を評価して医師と相談できることを目指して支援するのがよいと思われます。

【新井　薫】

👪家族の思い👪

親としてこころがけていること

　親としてこころがけていることは、「焦らず、落ち込まず」「主役は本人、自分は脇役」「自分の物差しを押しつけない」「自尊心を傷つけない」「服薬の重要性を説く」、そして「いつかは治る」と信じることです。精神障害者は、一般社会のなかでほかの障害者と違って一見してわからないため、予期せぬアクシデントやバリアに直面することがあります。また、「マスコミの不用意な一言」「無言、隠れた差別」等、本人は黙していても困惑し自尊心が傷つくことが多々あると思います。悲しいことですが、こういったことのない思いやりのある地域社会になることを願っています。また、作業所などの地域資源の一層の充実と待機者への迅速な対応、有効な新薬の早期開発と実用化も切望しています。

（70歳　父親）

14　うつ病の増加と新型うつ病

Q 近年、うつ病の患者さんが増えているといわれますが、どのような状況の変化があるのでしょうか。また、「新型うつ病」というのがあると聞きましたが、どのようなものでしょうか。

A　●うつ病の患者さんの増加

　　厚生労働省の統計（患者調査）によると、うつ病で病院を受診した患者さんの数は増え続けています。うつ病や双極性障害（躁うつ病）などを総称して気分障害といいますが、その患者総数は、1996（平成8）年には43万人だったのが、2011（平成23）年には96万人になっています。それでは、なぜ気分障害の治療を受ける患者さんが増えたのでしょうか。その理由の一つとして考えられているのが、うつ病の概念が広く啓発されたことです。

　従来、うつ病は精神科以外の医師にはあまり認識されていませんでした。うつ病の治療薬も専門外の医師には使いにくいと思われていました。そのような状況のなか、日本では1999（平成11）年にSSRI（選択的セロトニン再取り込み阻害薬）という種類の抗うつ薬が発売されました。この薬は従来の抗うつ薬に比べ、心臓などに及ぼす副作用が少なく、精神科の専門家でない医師にも処方しやすいものでした。このSSRIの発売後から製薬企業などが中心となって啓発活動を行い、より多くの医師がうつ病に注目するようになりました。同時に「自分はうつ病ではないか」と考えて病院を訪れる人の数も増えました。そうしてうつ病の治療を受ける患者さんの数が増えたものと考えられます。

　近年は、行政のレベルでもこころの病は注目されています。1997（平成9）年から2011（平成23）年までの間、日本国内の自殺者数が年間3万人を超え、そのうちの多くの人がうつ病などのこころの病を発症していたとされています。2011（平成23）年に厚生労働省は、精神疾患を、がん、脳卒中、急性心筋梗塞、糖尿病と合わせて「5大疾病」とする方針を発表しました。うつ病などのこころの病の診断および治療は社会的にも重要性を増しているのです。

　さて、「うつ病で病院を受診した患者さんの数は増えている」と書きましたが、

病院に来ていない人も含めて、うつ病を患う人は増えているのでしょうか。それは調べることができないので正確にはわかりませんが、うつ病による受診者数増加が目立ったのは、男女とも30代、40代という働き盛りの世代でした。日本では1990年代からバブル経済の崩壊・失業率の上昇という暗い世相が続きました。こころの病は生活が不安定になることに影響されて悪化することが多いものですから、社会情勢の影響を受けてうつ病の患者さんの数が増えたとも考えられます。

◉新型うつ病

　また最近、うつ病のなかでも「新型うつ病」という言葉が使用されることがあるようです。「新型」という言葉が指しているのは、従来考えられてきたうつ病とは異なる特徴です。日本の精神科臨床の現場では、几帳面、勤勉で義務感が強いという病前性格がうつ病の人の特徴と考えられてきました。一方、「新型うつ病」とされる患者さんには、うつ病に相当する気分の落ち込みがあるものの、好きなことをしているときは元気で、他責的な傾向があるとされます。

　日本の精神科の現場では、1990年代から病前性格論を重視せずに、現時点の症状から診断を決める方法が主流になってきたため、うつ病の診断と従来の典型像にギャップが生じたことが考えられます。そのようななかで、「新型うつ病」という言葉が生まれたのでしょう。ただし、「新型うつ病」とされる状態は以前から存在しており、精神科の専門家の間では議論の対象となっていました。医学的にはうつ病とは異なる病気が存在して「新型うつ病」の状態が出現することも考えられますし、あるいは精神科の病気というよりも個人の性格や経験の影響が大きいこともあります。最近になって「新型うつ病」という言葉が注目されたのは、やはりうつ病の概念が広く啓発されたことの影響が大きいと思われます。

　なお、「新型うつ病」は医学用語として確立したものではなく、日本うつ病学会治療ガイドラインのなかで、混乱をもたらすマスコミ用語であると非難されたこともあります。新しい用語が専門家を差しおいて広まっていくさまは、うつ病の概念が急速に広まっていったことの副産物といえるかもしれません。

【新井　薫】

15 依存症とは？

Q 依存症とは、どのような病気なのでしょうか。家族や支援者はどのようにかかわっていけばよいのでしょうか。

A 依存症とは、特定の物質（アルコール・薬物など）や行動（ギャンブルなど）をやめたくてもやめられない状態、つまり自らの行動の一部をコントロールする能力が低下しているために、何らかの重大な生活上の障害が起きている状態を指します。ただし、例えば、統合失調症の患者さんが幻聴に命令されて飲酒を続けている場合など、明らかにほかの精神疾患や身体疾患が原因で行動のコントロールを喪失している状態は依存症とはいいません。

　また、しばしば誤解されていますが、医学的にやめる必要がない薬、つまり病気の治療のために必要な薬を、医師の指示どおり規則的に服用しているのであれば、その薬をやめられなかったとしても薬物依存症ではありません。例えば高血圧の患者さんは、血圧を下げる薬をやめると血圧が上がってしまうので薬をやめることはできませんが、降圧剤依存症ではありません。同じように、不眠症の治療のために医師の指示に従って規則的に睡眠薬を飲んでいるのであれば、たとえ睡眠薬をやめられなかったとしても睡眠薬依存症なのではありません。その人は医師の指示に従って適切に睡眠薬を飲むことができており、行動のコントロールが保たれているからです。医師の指示や使用上の注意に従うことができず、不適切な量や頻度あるいは目的での薬の使用が続いている場合や、そもそも所持することや使用が違法な薬をやめられない場合を薬物依存症と呼びます。

　依存症は、遺伝的な素質に加えて、家庭や学校での心理的な孤立状態が長く続き、さらにアルコールや薬物、ギャンブルなどと接する機会が多い環境や交友関係をもっていると、発症しやすいといわれています。通常であれば、人は悩みや苦しみに直面したとき、家族や友人などとの人間関係によって解決していくものですが、依存症の患者さんたちの多くは、人生の早い段階で「人」に頼ることをあきらめ、アルコールや薬物といった「物」や、ギャンブルなどの

「単独行動」に頼って解決するパターンを学習しています。そして、依存症的な単独行動パターンが繰り返されているうちに、脳や身体に重大な障害が生じ、ますます自分の意志の力だけではアルコールや薬物をやめることが難しくなっていくのです。

家族や身近な支援者たちも、しばしば前述のような患者さんの「一人相撲」に巻き込まれていきます。そして何とか問題を解決してあげよう、手助けしてあげようとする周囲の努力が、かえって患者さんの依存症を長引かせる結果になってしまうことすらあります（「共依存」といいます）。例えば、飲酒している患者さんを家族や支援者たちが叱りつけると、かえって患者さんに自己嫌悪や怒りの感情が生まれて、飲酒欲求が高まってしまいます。また、患者さんがギャンブルでつくった借金を周囲が肩代わりしてしまうと、患者さんはかえって安心して、またギャンブルができるようになってしまいます。

依存症の患者さんは、周囲が説得してもなかなか病院を受診することに同意しないものです。そのようなときは焦らず、まずは家族や関係者だけでも近くの精神保健福祉センターか保健所に相談してください。周囲が正しい知識と対応方法を学ぶことにより、患者さんも援助を受ける方向へと気持ちが変わっていく可能性が高まります。

依存症は慢性疾患です。病院につながっても、すぐに治るわけではありません。治療開始後、表面上は飲酒が止まっても、実際にはひそかにギャンブルや睡眠薬の依存症に移っているだけ、という例も稀ではありません。患者さんが困ったとき、苦しいときに、「物」や「単独行動」ではなく、周囲の支援者や自助グループ（セルフヘルプグループ）で出会う同じ病気を抱えた仲間たちといった「人」に上手に頼れるようになるには、時間がかかるものです。家族や周囲の関係者たちが、まず自分自身の健康や生活を大切にし、こまめに専門機関の支援やアドバイスを受けながら、患者さんと気長に付き合っていくことが何より大切なのです。

【小林桜児】

16　認知症とは？

Q 認知症とは、どのような病気なのでしょうか。家族や支援者はどのようにかかわればよいのでしょうか。

A 第一に、「認知症」というのは、単一の病気を指す疾患名ではないことに注意が必要です。認知症は、「いったん正常に発達した知的機能（記憶・言語・行為・認識・遂行機能など）が、後天的な脳の障害により、複数の領域にわたって持続的に低下し、そのために日常生活や社会生活上に支障をきたしている状態」と定義される症候群であり、その原因となる疾患は、数多くあるのです。代表的なものを以下に例示します。

- 変性疾患（脳の細胞に異常なたんぱく質が蓄積する病気）：アルツハイマー型認知症、レビー小体型認知症、前頭側頭葉変性症など
- 脳血管障害：脳出血、脳梗塞など（脳血管性認知症）
- 感染症：脳炎、梅毒（進行麻痺）、エイズ、プリオン病など
- その他：外傷、慢性硬膜下血腫、正常圧水頭症、内分泌疾患（甲状腺機能低下症や副甲状腺機能亢進症など）、中毒・栄養障害（アルコール中毒やビタミンB_{12}欠乏など）など

いずれにせよ、認知症の背景にはなんらかの原因（病気）が存在しているのであって、「年をとれば誰でも認知症になる」というのは誤解です。年をとれば「物忘れ」が増えることは一般的ですが、前述の定義からわかるとおり、物忘れがあるだけで認知症と判断されることはありません。

また、わが国の認知症の原因疾患としてもっとも多い（半数以上を占める）のがアルツハイマー型認知症であることから、一般的に、「認知症＝アルツハイマー型認知症」であるとの誤解もあるようです。

しかしながら認知症は、その原因疾患によって、どのように進行するのか、どの程度治療の可能性があるのかが変わってくるのです。そのため、認知症が疑われる患者さんとその家族や支援者にとって最も重要なことは、病院できちんと診断を受けたうえで、治療や支援の方針について検討することです。

認知症が疑われる患者さんが専門病院を受診した場合、生活状況や症状を聞き取る診察に加えて、いくつかの検査をすることになるでしょう。それらは原因疾患を診断するための検査と、認知症症状の内容と程度を調べるための検査に分けることができます。前者の主なものは、採血などの検体検査、CT（コンピューター断層撮影）・MRI（磁気共鳴画像）・脳血流シンチグラフィーといった画像検査や、脳波などの生理検査です。一方、後者は、長谷川式認知症スケール（HDS-R）といった簡便なスクリーニング検査をはじめとして、より複雑な知能検査・記憶検査などから、必要に応じて選択して行うことになります。診断後の治療については、疾患によっては明確な認知症症状の改善が見込める場合もありますが、根本的な治療法の見つかっていない疾患も多数あります。

家族の対応や支援の要点についても、原因となる疾患により異なってくる部分がありますが、ほぼ共通すると思われる点は次の点です。家族・支援者は、このことを頭に入れて支援に活かすことが必要です。

①脳の働きばかりに目を向けず、むしろ身体の健康を重視しましょう。そのためにも、かかりつけ医をもって、その時々に本当に必要な薬のみを処方してもらうようにしましょう。

②低下した機能を回復させることよりも、今残っている機能をうまく利用して生活の改善を図りましょう。そのうえで、どこを手伝ってあげればうまくいくのかはっきりさせ、その部分はためらわずに援助すべきですが、過剰な援助は不要です。

③患者さんが、その時にもっている力をフルに利用して生活していることを認め、なるべくバツの悪い思いや悔しい思いをしないですむように配慮しましょう。失敗したからといって、頭ごなしに叱ったり否定したりしないことが大切です。

④患者さんとの関係が一番強い人に限って、攻撃や妄想の対象になるものです。一人の支援者（家族）がすべてを抱え込まずに、可能な限り支援や介護の負担を分散すべきです。そのためには、ほかの家族の協力や、介護保険サービスなどの資源を積極的に利用しましょう。

【坂田増弘】

17 神経症とは？

Q 神経症とは、どのような病気なのでしょうか。強迫性障害の患者さんがいます。家族や支援者はどのようにかかわればよいのでしょうか。

A 神経症（不安障害）には、恐怖症性不安障害、全般性不安障害、パニック障害、強迫性障害などがあります（なお、DSM-5では、強迫性障害は不安障害に位置づけられておらず、別のカテゴリーとして扱われています）。

恐怖症性不安障害には、広場恐怖や、特定のものや状況（高所、血液など）に対する恐怖症、人前で話したり食事をしたりすることに強い不安があり、そういった状況を避けようとする社会（社交）恐怖症、などがあります。

全般性不安障害は、次から次に毎日不安になります。心配でイライラしたり、緊張してそわそわしたり頭痛やふるえがみられたり、自律神経性過活動症状（ふらつき、発汗、頻脈、呼吸促迫、口渇など）がみられます。

パニック障害は、予知できない状況で突発する不安（パニック）発作を繰り返します。主要症状は患者さんごとに異なりますが、動悸や胸痛、窒息感、めまいや非現実感（自分を取り巻く世界の現実性が失われること）が突発し、死への恐怖、自制心の喪失への恐怖や発狂への恐怖が伴います。発作のない時にも予期不安（発作が発生した場面を思い出し、また起きるのではないかと、不安を募らせていくこと）が持続する場合があります。

さて、強迫性障害ですが、その特徴は「強迫観念」と「強迫行為（儀式行為）」です。強迫観念とは、自分でもばかばかしい、理屈に合わないと感じるようなある考え・イメージ・衝動が、押さえつけようとしても繰り返し湧き起こってくるものです。強迫行為とは、例えば手を洗ったり、物事を確かめたりする特定の行為を繰り返し行うものです。ばかばかしいとわかっていながら、自分の考え・行為を本人自身がコントロールできないので、苦しくつらい病気です。

一方で、強迫性障害に対しては、認知行動療法と薬物療法による治療法が確立されつつあります。認知行動療法では、曝露反応妨害法（Exposure Response Prevention）という治療が行われます。これは不安の引き金になっているもの

にあえて直面し（曝露法）、不安を和らげるためにこれまで行っていた強迫行為をしない（反応妨害法）方法を組み合わせたものです。

　家族や支援者が強迫性障害に気がついたときは、まず、このような患者さんの苦しみを少しでも理解しようとすることが大切です。病院へ行くことを勧めるときは、強制するような言い方は不安や緊張を招くので避けたいものです。患者さんの言葉や気持ちに共感し、認めていることを言葉で伝え、本人から「でも本当はこうなんだけど」という言葉が出てくるのを辛抱強く待つのです。

　家族・支援者は、患者さんの強迫行為になるべく手を貸しすぎないようにすることが大切です。家族・支援者がよかれと思って手伝うことが裏目に出て、強迫行為がさらにエスカレートしていき、そのうちに家族・支援者を巻き込んだ複雑な強迫症状が形成されてしまう場合があるのです。強迫行為の手伝いを頼まれたときの上手な断り方については、ぜひ専門家に相談してください。誠意をもって丁寧に説明すると気持ちが伝わることがあります。

　また、これまでよりもよくなった点があれば、そのことを言葉にして評価してあげてください。そのような評価が達成感となって、患者さんは、またがんばれるのです。さらに、時には、治療をサポートするだけでなく、患者さんの健康的に保たれている能力を刺激することも有効です。例えば、時間的、体力的な余裕が出てくれば、外出したり、スポーツをしたりして一緒に楽しむ時間をもつこともよいでしょう。

【柏木宏子】

👪 家族の思い 👪

つらさを一緒に感じる同志に

　病気のとき、本人は不安のトンネルの中にいます。その不安のトンネルの向こうに、明るい家族が待っていることを繰り返し伝えることが必要です。本人へこころからの安らぎを送り続けるのです。私は、本人が自分を変えたいと考える機会に一緒に相談できる場所を訪ね、本人の不安や苦しみを話してもらうようにしました。

　一度、痛かったけれど、頬を殴らせたこともありました。耳に手があたって相当に痛かったことを覚えています。本人は苦しさから発する怒りをもって、なぜ自分だけが苦しまなければいけないのか、悩んでいました。一緒に悩みを分かち合おうとの意思表示で殴らせましたが、これによって私は、つらさを一緒に感じる同志になったつもりでいました。

(64歳　父親)

18 パーソナリティ障害とは？

Q パーソナリティ障害とは、どのような病気なのでしょうか。家族や支援者はどのようにかかわっていけばよいのでしょうか。

A パーソナリティ障害は、かつて「人格障害」と呼ばれていた精神疾患の一つです。その特徴は、①その人のものの考え方、感じ方、ふるまい方が、社会常識や文化規範からみて著しく偏ったもので、②通常は10代後半以降に偏りが明らかになり、③その人の生活全般に幅広くみられるもので、④その人の生活に著しい苦痛やトラブルを引き起こしている、という点にあります。ただし、この診断を下す際には、その人が呈しているさまざまな偏りが、ほかの精神疾患や身体疾患、あるいはアルコールや薬物の作用によって生じているのではないことを確認する必要があります。

　パーソナリティ障害にはいくつもの種類があります。世界保健機関（WHO）が定めた診断基準（ICD-10）では、他人の何気ない言動を敵意あるものと歪曲して解釈することの多い「妄想性」、感情表現に乏しく、孤立しがちな「統合失調症質（シゾイド）」、無責任で反省に乏しく、犯罪傾向が強い「非社会性（反社会性）」、感情のコントロールが難しく、人から見捨てられることを極度に恐れ、突発的に自傷したり、アルコールや薬物を乱用したりすることのある「情緒不安定性（境界性）」、常に人の注目を得ようとして大げさな言動が目立つ「演技性」、細かいことに極度にこだわりすぎる「強迫性」、いつも対人関係に自信がなく消極性が目立つ「不安性（回避性）」、一人では何もできないという不安が強く、周囲から過剰に助言や援助を求めようとする「依存性」の計8種類に分類されています。

　アメリカ精神医学会の診断基準（DSM-5）ではそれらに加えて、奇異な言動や外見、思考などが目立つ「失調型」と、根拠がないのに周囲からの称賛を求め、特権意識の強さが目立つ「自己愛性」も含まれていて、計10種類に分類されています。なかでも、救急病院や精神科医療機関につながることが多く、周囲も多大な影響を受ける可能性が高いものは、「情緒不安定性（境界性）パーソ

ナリティ障害」です。気分の高ぶりと落ち込みの波を周期的に繰り返す双極性障害（躁うつ病）や、時折短時間記憶が飛んでしまったり、人格が入れ替わったりする解離性障害などと病状が似ていることもあります。

　パーソナリティ障害であるという診断は、思春期以降、長年にわたって特定の偏った対人関係パターンが続いていなければ下せません。また、何をもって「偏っている」と判定するかは、その人が属している社会や文化によって微妙に異なります。したがって、なんとなく周囲から敬遠されてしまう「変人」の代名詞として、単なるレッテル貼りに陥らないように、診断の際には十分に気をつける必要があります。

　パーソナリティ障害の患者さんが抱えている対人関係面での偏りは、もともとの遺伝的な素質と、成長過程での不幸な体験の積み重ねとが影響しあって生じると考えられています。人付き合いが苦手で不器用な彼らを、叱責したり排除したりすることは簡単ですが、根本的な解決にはつながりません。入院治療も、興奮がひどい場合は緊急避難的に短期間必要となることがありますが、それで不器用さが治るわけではありません。むしろ気長に外来に通ってもらいながら、周囲のアドバイスや適切なかかわりの積み重ねによって、少しずつ患者さんに上手に人間関係を結べるようになってもらうことが治療目標となります。精神科薬物療法も、患者さんのうつ状態や衝動性などの改善に、多少は助けになることがあります。

　家族や限られた支援者だけで患者さんとかかわり続けることは負担が大きく、すぐに疲れ切ってしまいます。特に情緒不安定性（境界性）パーソナリティ障害の場合、自殺や事故死の危険性も決して低くはありませんから、こまめに精神科医療機関や保健所などと連絡をとり合い、パーソナリティ障害の診断が妥当なのか、どのような方針で援助し、どうかかわっていけばよいのか、相談しながら対応するほうがよいでしょう。

【小林桜児】

19　PTSDとは？

Q PTSDについて教えてください。また、災害がこころの病のある人に与える影響について教えてください。

A

◉PTSDとは

　災害など、命を脅かされるような経験をするとたいていの人は動揺します。多くの場合、このような反応は、その人の生活が安定し、安心を感じられるような環境が整うと、時間の経過とともに落ち着いてきます。しかし、なかにはこのような心理的動揺が軽快することなく、日常生活に影響が出るほど続くことがあります。再体験、侵入性の記憶、回避・麻痺症状、過覚醒、そしてこれらにまつわる否定的な考えや気分などの特徴的な症状が確認され、このような状態が1か月以上続く場合には、PTSD（心的外傷後ストレス障害）が疑われます。このような場合には、ためらわずに精神科医に相談するとよいでしょう。

　現在効果が証明されているPTSDの治療法としては、心理療法（特に持続性曝露療法）があります。また回復を促すために、薬物療法や心理教育（トラウマ反応やその対処法に関する教育）などが行われます。

◉災害がこころの病のある人に与える影響

　災害時には誰でも心理的に動揺するものですが、なかでも災害の前からこころの病のある人は症状の増悪や再発などが起こりやすいことが知られています。これは、平常時に受けていた治療が中断したり、継続的に服薬ができなくなったり、支援が受けられなくなったりしてしまうという治療環境が影響しています。また、避難所での集団生活や、被災後の不自由な生活といった、生活面の不安定さが二次的なストレスをもたらすことも影響しています。このような状況では、周りの人との付き合い方や距離のとり方が通常と変わってきて、それが大きなストレスとなることもあります。こころの病のある人が大きなストレスの影響を受けやすいということも関係しているかもしれません。

●災害後に実際に行われる支援

　日本では、大型災害の後には、「こころのケアチーム」といった形で、精神保健専門家によるチームが地域に出向いて支援をすることが多くあります。これらのチームが、精神科的な問題のある人への治療や支援を行ったり、また一般の人に災害後の心理的な反応やその対処法について、アドバイスをしたりします。突然、避難を余儀なくされて、普段飲んでいる処方薬が不足してしまうような場合には、これらのチームの人に相談するとよいでしょう。その他にも、地域の精神保健福祉センター等で電話相談窓口等を開設することが多いので、このような窓口に相談してみるのも一つの方法でしょう。先にあげた「こころのケアチーム」は、地域保健活動と連動して活動が行われることが多いです。

　一方で、多くの人にとっては災害後の心理的な動揺は人として自然に起こる反応なので、具体的な心配事や生活環境の立て直しを通じて、心理的な側面に配慮する方法、すなわちサイコロジカル・ファーストエイドの原則で対応することが一般的になってきています。なんでも精神科の病気や症状ととらえないような慎重さも求められます。

　特にこころの病のある人は、災害に備えて自分の病名、普段服用している薬剤名、医療機関名などがすぐにわかるようにしておくことが非常に重要です。東日本大震災では、「お薬手帳」が役立ったという声がよく聞かれました。また、どのような状況で調子を崩しやすいか、そのようなときにどのような方法が助けになるのか、をあらかじめ整理しておくとよいでしょう。これは災害時だけでなく、通常の生活でも役立つ重要な情報です。日本で生活していると、いつどこで災害に遭うかわかりません。また、災害に備えて自分の治療について常に把握しておくことや、ストレス対処法を身につけておくことは、災害時だけでなく、普段の生活にも役立つことになるでしょう。

　家族や支援者など周囲の人も、そのような視点をもってこころの病のある人にかかわることが求められます。

【鈴木友理子】

20　発達障害とは？

Q　最近、発達障害という言葉をよく聞きますが、どのような病気なのでしょうか。家族や支援者はどのようにかかわればよいのでしょうか。

A　発達障害者支援法によると、「発達障害」は「自閉症、アスペルガー症候群その他の広汎性発達障害、学習障害、注意欠陥多動性障害その他これに類する脳機能障害であってその症状が通常低年齢において発現するもの」と定義されています。

広汎性発達障害とは、自閉症、アスペルガー症候群のほか、レット障害、小児期崩壊性障害、特定不能の広汎性発達障害を含む総称です。

自閉症は、①対人関係の障害、②コミュニケーションの障害、③限定した常同的な興味、行動および活動（目的なく同じものに興味を抱いたり、同じ行動や活動を繰り返すこと）が特徴で、3歳までには何らかの症状がみられます。

アスペルガー症候群は、対人関係の障害があり、限定した常同的な興味、行動および活動をするという特徴は自閉症と共通していますが、明らかな認知の発達、言語発達の遅れを伴いません。発達が全体的に遅れている「精神遅滞」に対して、発達の偏り（凸凹）、つまり、一部の能力がほかの能力に比べて高かったり低かったりすることが特徴的で、一見するとどこが障害なのかわかりにくいこともあります。対人関係では、相手の意図や欲求、動機や気持ちを推測することが苦手で、暗黙の常識（口に出さなくても通常であれば理解し合っていること、常識）がわかりにくいことで、どうふるまえばよいのかがわからずに苦しい思いをしていることがあります。言語面では、どんな場面でも過度に丁寧だったり形式的な表現で話す傾向があったり、意味の取り違え、字義通りの理解（冗談が理解できない等）などの問題を抱えています。特定の興味とこだわりがあって、周囲から理解されない行動をとることもあります。時間配分やスケジュールの管理が苦手なことが多いです。その他にも、しばしば問題になるのは感覚過敏の問題で、音や匂い、触覚等に過敏で、苦痛を感じながら生活していることがあります。運動機能の不器用さも指摘されています。

なお最近では、広汎性発達障害については、症状が目立たない人から、自閉症の症状が濃い人までバリエーションがあることがわかっており、自閉症スペクトラムと呼ばれるようになってきています（スペクトラムとは「連続体」の意味。2013年に発表されたアメリカ精神医学会の診断基準（DSM-5）では、自閉症、アスペルガー症候群、レット障害、小児期崩壊性障害、特定不能の広汎性発達障害をサブカテゴリーとしていた広汎性発達障害という概念が「自閉症スペクトラム」という一つの診断名に統合され、レット障害は削除されています）。

学習障害は、全般的な知的発達に遅れはないのに、聞く、話す、読む、書く、計算する、推論するなどの特定の能力を学んだり、行ったりすることに著しい困難がある状態をいいます。

注意欠陥多動性障害（ADHD）は、①注意持続の欠如（うっかりして同じ間違いを繰り返してしてしまうことがある）、もしくは、②その子どもの年齢や発達レベルに見合わない多動性（おしゃべりが止まらなかったり、待つことが苦手でうろうろしてしまったりする）や衝動性（約束や決まりごとを守れないことや、せっかちでいらいらしてしまうことがよくある）、あるいはその両方が特徴です。これらの症状は通常は幼少期以前から始まります。

発達障害といっても、このようにさまざまなタイプがあると考えられていますが、これらのタイプのうちどれにあたるのか、明確に分けて診断することは大変難しいとされています。障害ごとの特徴がそれぞれ少しずつ重なり合っている場合も多いからです。

大事なことは、その人がどんなことができて、どんなことが苦手なのか、どんな魅力があるのかといった「その人」に目を向けて、家族や支援者がその人その人に合った支援を考えることです。苦手なところは支援が必要なことがありますが、得意なところを伸ばすことで、障害を個性（魅力）に変えて、その人らしく生き生きと生活していくことができるようになる人も多くいます。

【柏木宏子】

21　統合失調症と発達障害

Q 統合失調症と発達障害の合併が多いと聞きますが、本当でしょうか。また、合併がある場合、治療はどのように行われているのでしょうか。

A　発達障害は、幼少期からコミュニケーションの障害や興味の偏り、感覚過敏などの特徴を認めます。統合失調症は、一般的に思春期以降に「周囲が自分のことを話している」「自分の考えていることが周囲にわかってしまう」「～しろと命令する声が聞こえる」といった幻覚、幻聴、妄想などの症状を認めます。どちらも原因として遺伝子や周囲のさまざまな環境によって生じるとされています。その原因については十分に解明されていません。統合失調症は脳内のドパミンが過剰になることがわかっており、ドパミンを抑制する薬を内服することで一部の症状が改善します。診断を確定するための検査はまだ開発されておらず、これらの診断は、幼少期からの本人の発達歴や現在の症状などから総合的になされています。

　発達障害のいくつかの症状が統合失調症に似ているために、どちらの病気なのか判断が難しい場合があります。例えば、発達障害のある人は、誤解しやすく柔軟な考え方をもちにくいことから、妄想に近い考え方をもつことがあります。また、会話が一方的である、独特の表現を用いるといったコミュニケーションの問題、相手の考え、意図、立場などが想像しにくい、一般常識がわかりにくいといった社会性の問題、注意力の低下などの認知機能の問題は、統合失調症にも認められることがあります。

　ですので、診断するうえで重要なのは、本人の幼少期からの発達歴を丁寧に聞くことと、幻覚や妄想の内容とその持続期間を慎重に問診することです。しかし、問診には注意が必要になることがあります。例えば、発達障害のある人が、「誰もいないのに声が聞こえることがありますか」と聞かれたときに、テレビの音は聞こえるから「はい」と答えてしまうなど、状況に応じた適切な会話ができないために幻覚があると誤解されることもあります。このため、発達障害のある人が思春期以降に初めて精神科を受診したときに統合失調症が疑われ

ることもあれば、その逆もあります。統合失調症の場合には適切な服薬が、発達障害の場合には個人の特性に応じたかかわりが治療の中心となります。しかし、なかには発達障害と統合失調症の両方の診断に該当する人もみられます。

両者の合併についてはまだわかっていない部分もありますが、一般的には発達障害に統合失調症が合併する頻度は決して高くなく、一般人口における統合失調症の頻度と同程度といわれています。このような場合には、幻覚や妄想について本人が十分に説明できなかったり、病気に関する説明や薬の必要性を理解できないために薬の治療を行うことが難しい場合があります。そのため、発達障害があることを理解できるよう伝え、本人の特性を理解したうえで、本人に合わせた治療計画や説明を行う必要があります。特にリハビリテーションの際に、また地域（職場や学校など）において、支援者が特性に配慮して本人にかかわることが効果的に働きます。なお、統合失調症による幻覚や妄想は、本人のストレスを減らしたりカウンセリングを行うだけでは改善されませんので、適切な服薬治療を行う必要があります。

また、発達障害のある人のなかには、過度のストレスが生じた場合に一時的に幻覚や妄想に近い症状を認める場合があります。症状が一時的で、統合失調症の一般的な幻覚妄想と異なる場合には、統合失調症の合併ではなく発達障害の一症状と考えられます。このような場合にも、統合失調症と同じ薬による治療が一時的に行われることがあります。　　　　　　　　　　　　【柏木宏子】

👪 家族の思い 👪

リカバリーと家族

　リカバリーとは「症状を完全になくすことではなく、周りの人との人間関係を築きながら少しずつ自己実現に向かって前進できる状態にあること」といわれています。本人は、発症以来ずっと「勝手に闖入してくる幻覚や妄想」に向き合って、時には従い、時には逆らいながら過ごすという大変な努力をしています。家族や周りの人間は、まずこの事実を理解しなければなりません。

　リカバリーは、過程において継続すること。時には忍耐も必要です。もともと苦手である人間関係の問題がかかわっていますから…。本人が、一本調子でよくならないことに挫けたりがっかりしないよう、焦らず温かく腹を据えて見守りたいと思います。

　　　　　　　　　　　　　　　　　　　　　　　　　（70歳　父親）

👤 当事者・家族の思い 👤

「こころの病のある一家」

　今、わが家は全員が「こころの病」となってしまいました。夫は双極性障害（躁うつ病）、長女は統合失調症、私と長男と次女はうつ病です。長女は、いじめによる強い恐怖感から不登校となり、それをきっかけとして発病しましたが、そのほかの4人は仕事に就いてからのストレスによる発症です。

　長女の発症は20年ほど前のことで、当時は今のように情報や本も少なく、こころの病に関する知識もまったくありませんでした。服薬についても、娘が「どうしていじめた人たちが制裁されないで、まともな私が薬を飲まなきゃいけないの？」と言うのに同感する思いでした。そして、副作用による廃人のような姿に、「この薬を飲まなければこんな姿にならずにすむのに…」とさえ思っていました。

　それから5年後、娘の入院をきっかけに家族会に参加して、抱えていたつらさをわかってもらえる仲間ができたことと、娘と一緒に学習会でこころの病の正しい知識や対処の仕方を学ぶことにより、膨張させていた不安も取り除いて、互いに過ごし方やかかわり方が楽になりました。

　しかし、日々変動する体調と付き合いながら生きることの本当の大変さを知ったのは、自分たちもこころの病にかかる経験をしてからでした。夫の発症時は、その変貌に次女は泣きくずれ、長男は私と一緒に受診への協力をしてくれました。そして、長男と次女はともに就職後、職場環境と人間関係と仕事の重圧に耐えられずに発症しました。即受診し、治療によりよくなったのですが、次女は副作用のつらさから自己判断で服薬を中止したことで、再発という失敗をしてしまいました。

　発症時は家族の誰もが不安がり、一人で寝るのを怖がり近くに寝ていてほしいと頼んで睡眠をとります。それぞれ、誰かがしてほしいと要求することにはできるだけ希望に添うようにし、自分も安心してエネルギーを充電できるまでたっぷりと休養（荷を降ろす）して復帰していきました。私は、常に仕事以外のストレスを抱えた生活をしているので服薬は中止することなく続けていますが、それでも自分の容量以上の難題が降りかかると再発してしまいます。本当に誰でもかかりうる病気なのだとつくづく実感しています。今では、ある意味「こころの病のある一家」でお互い救われているのかなぁとさえ思っています。

　こんなわが家で大切にしているのは、「互いに無理をせずありのままで接する」「当人の話を絶対否定しない」「明日は明日の風が吹く＝事前にいろいろと心配しない」「気持ちがよいこと・人・場との出会いを求める」「決して先走りせずにじっと見守って待つ」ということです。

(60歳　母親)

第3章

こころの病の治療

~病院で行われること~

Q22～Q38

22　入院を嫌がっているときには…

Q 主治医から「入院したほうがよい」と言われた本人が入院を嫌がっている場合、外来通院ではいけないのでしょうか。また、本人は入院を拒否しているが、家族としてはなんとか入院させたいという場合、どのように考えればよいでしょうか。

A 外来通院でよい場合もあり得ますが、そのようなケースは限定的かもしれません。主治医は専門家として精神医学的判断に基づいて入院したほうがよさそうだと判断したのでしょうから、「それなりの理由」があるものと思われます。それなりの理由とは、下記のような場合が考えられます。

①精神科医が診察し、症状の治療と本人の保護が必要と判断した場合：幻覚や妄想、躁状態やうつ状態などの精神症状に左右されており、自宅での看病が難しい場合。

②自宅では医学的管理が困難な場合：摂食の拒否や食欲低下が強く、経管栄養や点滴といった処置、褥瘡の処置などが必要な場合や、病気の症状として多尿や乏尿、高熱、電解質バランスが崩れているなど、外来治療では限界のある医学的な身体管理が必要な場合。

③自宅では十分な休養がとれない場合：こころの病のある人にとっての「休養」とは、身体的な休養と精神的な休養の両方を意味します。例えば自営業をしていて自宅にいるとつい仕事をしてしまって身体が休まる時間をつくれない場合や、不安や焦燥が強くてじっとしておられずウロウロしてしまい、安静が保てないといった場合。家族や会社などから強い干渉を受けて葛藤が生じている状態など、精神的休養のために物理的距離をとる必要がある場合。

④その他：電気けいれん療法等、一部特殊な検査や処置、治療などを行う場合。

家族が目を離さずに看病するなどして入院を避けようとするときも、「そういったかかわりがうまくいかなかった」場合、「家族がつきっきりの看病で疲弊してしまい共倒れになる可能性が高い」場合などは、本人の病状と支援状況を総合的に判断して入院が提案されることがあります。したがって、「入院したほ

うがよい」と言われた場合の多くは「それなりの理由」があると考えられ、本人の精神症状の治療のみならず、サポートする人のためにも入院したほうが利益は大きいと思われます。入院のメリット、デメリットを天秤にかけて主治医とよく相談することが大切でしょう。

　次に、家族が入院させたいと思っている場合についてです。本人が入院に同意しなくても家族などの同意があれば入院できる場合もありますが、大前提として、精神科医が診察した結果「精神症状の治療のため入院が必要である」といった判断が必要です。この判断なく本人の意思に反して家族の依頼だけで入院させることはできません。

　一般的に、病院に行くというのはあまり気の進むことではなく、少々体調が優れないくらいでは受診を回避しがちです。しかし、吐血や高熱などの明らかな「徴候」があれば、多くの人が病院に行くでしょう。こころの病の難しい点の一つは、このような「誰が見ても異常とわかる客観的な徴候」に乏しく、たとえ「少しおかしいのでは？」といった症状があったとしても、「本人自身はそれを自覚しておらず困っていない」といったことが起こり得ることです。逆に言うと、「本人自身が自覚して困っていること」をきっかけにして受診を促すのがよく、「不眠」や「イライラ感」などの症状は本人も困っている場合が多いので、そうした症状に対して「よい治療があるらしい」と伝えて診察につなげる努力や入院の説得をするのがよいでしょう。

　入院に際して、本人がこれまで精神科を一度も受診したことがない場合も想定されますが、そのような場合は、①保健所に相談する、②精神科の病院に相談するといった手段をとるとよいでしょう。①では、場合によっては「移送制度」（**Q24**）を利用した入院を保健所職員が考慮するかもしれません。②では、まずは病院に電話し、こういった相談ができるかどうか確認しておく必要があります。多くの場合、精神保健福祉士などの職員が相談にのると思われます。どうしても精神科医と直接話したい場合は、本人を直接診察するわけではないので医療相談という扱いで保険外診療になる可能性があります。なお、本人を騙してでもなんとか病院に連れて行こうとする家族もいますが、事前相談なしの急な訪問では入院できる可能性は極めて低いでしょう。　　　【松田太郎】

23　医療保護入院への家族の同意

Q 医療保護入院となる患者さんの家族が、入院への同意を求められ戸惑っているようです。支援者としてはどのようなかかわりが求められるでしょうか。

A　まず、医療保護入院について説明します。医療保護入院は、入院治療を必要とする患者さんで、自傷や他害のおそれはないが任意入院（自分の意思で入院する入院形態）をする状態にない場合、精神保健指定医という資格をもつ医師が必要と判断し、患者さんを保護する者の同意が得られれば、たとえ患者さんの同意がなくても入院の手続きを行うことができるという入院制度です。この患者さんを保護する者は「保護者」と呼ばれ、精神保健及び精神障害者福祉に関する法律（精神保健福祉法）により保護者は、医療保護入院への同意のほか、患者さんに医療を受けさせること、患者さんの財産上の利益を保護することなどの義務が定められていました。これまで多くの場合、保護者には患者さんの家族のうちの誰かがなっていました。

　しかし、保護者も高齢化し、治療を拒む患者さんとの関係で心理的負担が大きくなっていたことなどから、2013（平成25）年に精神保健福祉法の改正が行われ、それにより保護者制度が見直され、医療保護入院は、「家族等のうちのいずれかの者の同意」を必要とすることに変更されました（**Q99**）。この「家族等」には、配偶者、親権者、扶養義務者、後見人または保佐人が含まれ、該当者がいない場合には、居住地の市区村長が入院への同意の判断を行うことになっています。精神保健指定医の判断が必要であることは従来と変わりありません（次頁参照）。

　この新しい制度による医療保護入院は、2014（平成26）年4月から運用されています。医療者も新しい制度に慣れないなか、家族のなかで入院に対する意見が分かれた場合はどうするか、誰が責任をもって入院に同意をするかなど、家族が入院に際し戸惑いを感じることがあるかもしれません。医療保護入院に至る状況では特に、患者さんと家族との間で治療をめぐって意見が対立し、感

情的になりやすいことに注意が必要です。入院前の生活状況や服薬に関して、患者さんと家族の認識が異なっていることも多くみられます。

　支援者は、患者さんと家族の関係が悪くならないように双方から十分に話を聞き、中立の立場で関係の調整や支援にあたることが求められます。家族には、病院の医療相談室やソーシャルワーカー（精神保健福祉士等）が主に対応するなどし、相談できる場があることを伝えたり、精神障害者保健福祉手帳、障害年金制度などの公的支援の情報提供を行ったり、必要に応じ地域の保健所や作業所（地域活動支援センター）など関係機関にも相談するように勧めます。入院後には、家族が不必要に自分たちを責めたり、逆に患者さんに無関心になったりすることのないように援助することも大切です。また、患者さんには状況に応じて、医療者とともになるべく簡潔に医療の必要性と見通しを伝え、入院に対する不安を軽減するように努めることが必要になります。

❖参考❖

◎精神保健及び精神障害者福祉に関する法律（精神保健福祉法）

（医療保護入院）

第33条　精神科病院の管理者は、次に掲げる者について、その家族等のうちいずれかの者の同意があるときは、本人の同意がなくてもその者を入院させることができる。
　一　指定医による診察の結果、精神障害者であり、かつ、医療及び保護のため入院の必要がある者であつて当該精神障害のために第20条の規定による入院が行われる状態にないと判定されたもの
　二　第34条第1項の規定により移送された者
2　前項の「家族等」とは、当該精神障害者の配偶者、親権を行う者、扶養義務者及び後見人又は保佐人をいう。ただし、次の各号のいずれかに該当する者を除く。
　一　行方の知れない者
　二　当該精神障害者に対して訴訟をしている者、又はした者並びにその配偶者及び直系血族
　三　家庭裁判所で免ぜられた法定代理人、保佐人又は補助人
　四　成年被後見人又は被保佐人
　五　未成年者

【永田貴子】

24　移送制度とは？

Q 移送制度というのはどのようなものでしょうか。

A 　こころの病のある患者さんのなかには、自分の治療の必要性を認めず、病院の受診を拒否する人がおり、そのなかには症状が重く早急に治療を要すると思われる人もいます。そのような場合には、家族がなんとかして病院に連れて行くわけですが、家族が高齢であったり非力な女性だけだったりした場合には、家族の力だけでは限界があり、これまでは民間の警備保障会社などに依頼して患者さんを病院へ連れて行くことが多かったと思われます。しかし、民間の警備保障会社は費用もかかるため、利用できない家族もいます。そこで、1999（平成11）年の精神保健及び精神障害者福祉に関する法律（精神保健福祉法）の改正によって、「移送制度」の規定が設けられました（施行は2000（平成12）年4月）。これは、医療保護入院の対象となる患者さんがいて、本人が病院への受診を拒否している場合、行政機関が病院まで連れて行くという制度です（次頁参照）。なお、医療保護入院については**Q23**を参照してください。

　具体的には、病院受診を拒否している患者さんがいる場合、まず家族等が都道府県の担当窓口（保健所など）に相談をします。それを受けて行政側の担当者が本人の状態を確認します（状況によってはここで措置入院などの判断になることもあります）。そして、担当者が精神科受診が妥当であると判断し、かつ説得などを行ったがうまくいかなかった場合は、精神保健指定医が診察を行い、診察の結果、移送が必要（医療保護入院の対象である）と判断された場合は、都道府県職員の付き添いで応急入院指定病院へ移送する、というものです。

　やや回りくどい手続きですが、本人の意思に反して強制的に医療を受けさせる制度ですので、人権保護の観点からこれらの段階を踏むことになっています（「精神障害者の移送に関する事務処理基準」平成12年3月31日障第243号）。

　移送制度の運用の実態は都道府県によって大きな差があります。法律によって定められた制度ですが、窓口の対応が不慣れな場合や不十分な場合もあります。本当に必要なときには、患者さん本人の気持ちを十分に推し量りながら、

第3章 こころの病の治療

保健所の職員などとよく相談して利用しましょう。

> ❖参考❖
>
> 条文中の【 】は著者が挿入
> ◎精神保健及び精神障害者福祉に関する法律（精神保健福祉法）
> （医療保護入院等のための移送）
> 第34条　都道府県知事は、その指定する指定医による診察の結果、精神障害者であり、かつ、直ちに入院させなければその者の医療及び保護を図る上で著しく支障がある者であつて当該精神障害のために第20条の規定による入院【任意入院】が行われる状態にないと判定されたものにつき、その家族等のうちのいずれかの者の同意があるときは、本人の同意がなくてもその者を第33条第1項の規定による入院【医療保護入院】をさせるため第33条の7第1項に規定する精神科病院【応急入院の指定病院】に移送することができる。
> 2　都道府県知事は、前項に規定する精神障害者の家族等がない場合又はその家族等の全員が意思を表示することができない場合において、その者の居住地を管轄する市町村長の同意があるときは、本人の同意がなくてもその者を第33条第3項の規定による入院【医療保護入院】をさせるため第33条の7第1項に規定する精神科病院【応急入院の指定病院】に移送することができる。
> 3　都道府県知事は、急速を要し、その者の家族等の同意を得ることができない場合において、その指定する指定医の診察の結果、その者が精神障害者であり、かつ、直ちに入院させなければその者の医療及び保護を図る上で著しく支障がある者であつて当該精神障害のために第20条の規定による入院【任意入院】が行われる状態にないと判定されたときは、本人の同意がなくてもその者を第33条の7第1項の規定による入院【応急入院】をさせるため同項に規定する精神科病院に移送することができる。
> 4　第29条の2の2第2項及び第3項の規定【下記の下線部分】は、前3項の規定による移送を行う場合について準用する。
> （都道府県知事による入院措置）
> 第29条の2の2　都道府県知事は、第29条第1項又は前条第1項の規定による入院措置【措置入院】を採ろうとする精神障害者を、当該入院措置に係る病院に移送しなければならない。
> 2　都道府県知事は、前項の規定により移送を行う場合においては、当該精神障害者に対し、<u>当該移送を行う旨その他厚生労働省令で定める事項を書面で知らせなければならない。</u>
> 3　都道府県知事は、第1項の規定による移送を行うに当たつては、当該精神障害者を診察した指定医が必要と認めたときは、その者の医療又は保護に欠くことのできない限度において、厚生労働大臣があらかじめ社会保障審議会の意見を聴いて定める<u>行動の制限を行うことができる。</u>

【渡辺裕貴】

25　隔離拘束は必要なもの？

Q 患者さんの隔離拘束は、どのような基準でなされているのでしょうか。家族から、「隔離拘束されている本人を見ると忍びない」との訴えがありましたが、支援者はどのようにかかわればよいでしょうか。

A 患者さんが病気のために興奮した状態にあったり、自分自身や周囲の人を傷つけたりする可能性がある場合には、患者さんの安全を図るために、一時的に音や人による刺激の少ない保護室を使用したり、身体の拘束を行ったりすることがあります。こうした行動制限は、たとえ必要な措置であっても患者さんの自由を制限することになるため、隔離や拘束が行われる基準とその手続きは、法律で厳格に定められています（表参照）。

　隔離や拘束は、精神保健指定医という資格をもつ医師により行われ、治療により患者さんの状態が改善すればすみやかに解除されます。また、制限が漫然と行われないように、制限中は定期的に患者さんの状態を観察することが義務づけられています。

　患者さんの行動制限中には、家族が忍びない気持ちをもたれることがあります。行動制限が緊急に必要となった場合、家族への説明が事後になってしまうこともあります。支援者は、家族の不安な気持ちを受け止め、主治医や看護師から、行動制限の必要性や治療の進め方などについて納得のいく十分な説明を受けられるように配慮してください。

●隔離、身体的拘束の運用●

	隔離	身体的拘束
基本的な考え方	①指定医（12時間を超えない隔離にあっては医師）が必要と認める場合でなければ行うことができない行動の制限である。 ②内側から患者本人の意思によっては出ることができない部屋の中へ1人だけ入室させることにより、当該患者をほかの患者から遮断する行動の制限をいう。	①指定医が必要と認める場合でなければ行うことができない行動の制限である。 ②衣類または綿入り帯等を使用して、一時的に当該患者の身体を拘束し、その運動を抑制する行動の制限をいう。

	③患者の症状からみて、本人または周囲の者に危険が及ぶ可能性が著しく高く、隔離以外の方法では、その危険を回避することが著しく困難であると判断される場合に、その危険を最小限に減らし、患者本人の医療または保護を図ることを目的として行われるものである。 ④当該患者の症状からみて、その医療または保護を図るうえでやむを得ずなされるものであって、制裁や懲罰あるいは見せしめのために行われるようなことは厳にあってはならない。 ⑤12時間を超えない隔離については、指定医の判断を要するものではないが、この場合にあってもその要否の判断は医師によって行わなければならない。 ⑥本人の意思により、閉鎖的環境の部屋に入室させることもあり得るが、この場合においては、本人の意思である旨の書面を得なければならない。	③制限の程度が強く、また、二次的な身体的障害を生ぜしめる可能性もあるため、代替方法が見出されるまでの間のやむを得ない処置として行われる行動の制限である。 ④できる限り早期にほかの方法に切替えるよう努めなければならない。 ⑤当該患者の生命を保護することおよび重大な身体損傷を防ぐことに重点を置いた指定医の判断に基づく行動の制限である。 ⑥決して制裁や懲罰あるいは見せしめのために行われるようなことはあってはならない。 ⑦身体的拘束を行う場合は、身体的拘束を行う目的のために特別に配慮してつくられた衣類または綿入り帯等を使用するものとし、手錠等の刑具類やほかの目的に使用される紐、縄その他の物は使用してはならない。
対象となる患者さんの状態	①ほかの患者との人間関係を著しく損なうおそれがある等、その言動が患者の病状の経過や予後に著しく悪く影響する場合 ②自殺企図または自傷行為が切迫している場合 ③ほかの患者に対する暴力行為や著しい迷惑行為、器物破損行為が認められ、ほかの方法ではこれを防ぎきれない場合 ④急性精神運動興奮等のため、不穏、多動、爆発性などが目立ち、一般の精神病室では医療または保護を図ることが著しく困難な場合 ⑤身体的合併症を有する患者について、検査および処置等のため、隔離が必要な場合	①自殺企図または自傷行為が著しく切迫している場合 ②多動または不穏が顕著である場合 ③①または②のほか精神障害のために、そのまま放置すれば患者の生命にまで危険が及ぶおそれがある場合

厚生省保健医療局国立病院部政策医療課「精神保健福祉法の運用マニュアル」(平成12年4月)より作成

【永田貴子】

26 病名告知

> **Q** 家族から、「診断結果を本人に伝えていないが、病名告知をどうしたらよいか」との相談を受けました。病名の告知について、どのように考えればよいでしょうか。

A かつて精神科の診断名は、がんと同じように、患者さん本人にはあまり告知されていませんでした。その理由の一つに、こころの病への偏見があります。現在の「統合失調症」は、「精神分裂病」という名称が2002（平成14）年以前には使われていました。精神分裂病は、「精神」が「分裂」してしまうという非常に怖い病気であるという偏見をもたれていました。また、いったん入院すると入院期間が長期間となり、なかなか治らない病気であると思われてしまうことも、悪いイメージをもたれる原因の一つでした。そのため病名を告知すると、本人や家族にショックを与えるのではないかと医療者も考え、あまり積極的に告知をしてきませんでした。

しかし、統合失調症という病気の研究が進み、新薬も開発されてきました。適切な薬物治療と心理社会的治療を組み合わせることによって、以前より治療効果も向上しています。かつては入院治療が主でしたが、現在は外来での治療が主になってきています。こうしたことから、統合失調症という疾患に対する偏見が少なくなり、最近では病名を告知することが普通になってきています。

病名を告知するメリットはいくつかあります。統合失調症は、糖尿病や高血圧と同じように慢性疾患で、再発を防ぐためには長期にわたって治療を継続することが必要な疾患です。長期にわたる治療の継続のためには、本人がしっかり病気やその治療について理解することが大切になってきます。病気の理解を深め、積極的に治療に取り組むことを目的として、統合失調症の症状や原因、薬物療法、リハビリテーションに関する知識を提供する心理教育が行われます。心理教育の目的は、本人や家族が統合失調症などの疾患に関する理解を深め、治療に積極的に取り組むようになることです。

さらに、こころの病のある人の生活を支え、社会参加を手助けするものとし

て、精神障害者保健福祉手帳や障害年金の制度があります。障害とともに、あるいは障害を乗り越えてその人らしく生きていくために、積極的に利用したほうがよい場合も多いと考えられます。こうした制度を利用する際には、所定の診断書があり、病名を記入する欄があります。そのためにも、病名は知っておいたほうがよいでしょう。

　しかし病名の告知は、ただ単に病名を言えばよいというものではありません。病名を自分で知ることができて安心する患者さんもいますが、なかにはショックを受けてしまう患者さんもいます。病名の告知というのは、治療の一環であると考えられます。告知は主治医が行いますが、家族・支援者としては、不安な場合には、告知することが患者さん本人にとって有益であるかどうかを前もって主治医と相談してみるとよいでしょう。

　告知後の治療がスムーズに進むためには、家族の協力は非常に重要です。家族が疾患の原因・症状・治療法を理解しサポートすることで、患者さん自身も病名や治療を受け入れやすくなります。

　また、支援者は、患者さんはもちろんですが、家族を支援することで、家族内に起こるストレスを軽減させることができます。家族が困ったときには相談にのること、問題解決のための場をつくることなどができるとよいでしょう。

　家族の理解と支援体制が整っているときに、病名を告知することが望ましいと考えられます。

【亀井雄一】

👤家族の思い👤

病気のおかげで…
　家族会に入った時、「まずは息子さんのすべてを受け止めてあげなさい。回復はそこから始まります」と言われました。発病以来、というよりそれ以前から、上から目線の張りつめた気持ちで息子と向き合い、病気であることもなかなか受け入れがたかった私は、「あぁ、それでいいんだ」と初めて気づき、こころがほぐれる思いがして涙が出ました。息子の話をとことん聞くことから始めました。お互いをさらけ出し、こころとこころの会話ができるようになりました。本当にそこから回復が始まりました。息子が病気になってよかったとまではいいませんが、病気のおかげで息子を理解することができました。これは私の生涯の宝です。　　　　　（75歳　母親）

27　再発は防げる？

Q こころの病の再発は、どのように防ぐことができるのでしょうか。教えてください。また、服薬していても、急に症状が悪化して入院することもあるのはなぜでしょうか。

A　こころの病の再発・再燃を防ぐのにまず重要なのは、規則正しい生活です。不規則な生活は睡眠、覚醒リズムを障害し心身の失調をきたします。リハビリテーションの初期段階としては、図書館、作業所（地域活動支援センター）、デイケアなどで日中を過ごすのがよいでしょう。少ない回数から始めて、徐々に増やしていきましょう。初めは苦痛かもしれませんが、少しずつ楽しいと思える時間ができると生活にメリハリができてきます。何もしない状態で生活リズムを組み立てるのは非常に難しいものです。社会人にとっては仕事、主婦にとっては家事などがペースメーカーになり生活リズムが自然とできあがっています。また、日中に外出して日光を浴びて活動することにより、良質の睡眠をとることができます。日中何もしないで過ごすと、徐々に意欲、自発性が低下してしまいます。多忙過ぎるスケジュールも問題ですが、暇にしすぎるのもよくありません。主治医と相談しながら適度な活動を日中に継続することが大切になります。

　次に大事なのは、過剰なストレスにさらされないことと、急激な変化を避けることです。特に昨今の急速な社会の変化のなかでは、気がついたら過剰なストレスを自分一人で抱え込んでしまうことは珍しくありません。個人で抱え込めるストレスには限界があります。抱え込めないストレスがあることを自覚し、過度なストレスを感じるときはそれを共有、もしくは相談できる窓口をもつことが大事です。

　服薬していても症状が急に悪化して、場合によっては入院に至るのは、ストレスへの対処の仕方が不十分であることが影響している可能性があるので、再度、対処法について検討の余地があるかもしれません。また、多くの場合、病気の再発・再燃する前兆があるので、前兆について自覚を深めていくのも重要

です。例えば不眠、体重減少、怒りっぽい、浪費が目立つなどです（**Q55**）。早期に介入して適切な治療を受ければ、入院まで至らないですむこともあります。自分の病気の特徴をよく把握してうまく付き合うことが大事です。

　服薬についてですが、初発の場合など、薬物療法は数か月から1年で終了することもありますが、再発を繰り返すような場合は服薬を継続することが再発予防には欠かせません。また、服薬の自己調節はしないようにすることが大切です。自分では大丈夫だと思っていても、他人からみると、随分調子が悪く見えるということは多々あります。自分の精神状態を客観的に把握するのは難しいことです。治療に適した量を調整するには、この精神症状の評価が不可欠なので、必ず主治医の治療方針に従ってください。

　最後に、主治医を何度も替えるのは治療上よくありません。主治医が替わると治療の連続性が途絶えてしまい、治療がうまくいかないことがあるからです。どうしても医療機関を変更しなければならない場合は、診療情報提供書を元の主治医に書いてもらってから次の医療機関を受診するようにする必要があります。その際、精神保健福祉士などの支援者には、患者さんがスムーズに医療機関の変更ができるよう支援することが求められます。

【今岡岳史】

👪 家族の思い 👪

よい病院の選択

　よい病院を選択するのも、患者本人や家族の知恵です。今はよい病院を紹介する本なども発行されているので、参考になると思います。自分たちの目で見て、よい病院の基準に達していないと思ったところは避けましょう。担当医師が短期で替わるのは、患者にとってデメリットであると家族会などに参加して学びました。

(64歳　父親)

28 薬で治る？

Q こころの病は薬で治るものなのでしょうか。また、服薬はずっと続けていかなくてはならないのでしょうか。

A こころの病は薬でよくなる部分とそうでない部分があります。つまり、薬だけで治るものではないということです。

　人間は追い詰められすぎると、誰しも不安や緊張感が過剰になってしまいます。このような症状には薬が非常に有効です。しかし、精神的不調をきたす契機となる出来事、環境をそのままにしていると、よくなるものもなかなかよくならずに再発を繰り返してしまいます。また、不調をきたす前の対人関係のとり方に無理をしすぎていたということも多々あります。知らない間に自分だけで抱えきれない責任や対人ストレスを過剰に抱え込んでしまっていることはよくあることです。困ったことがあったときに、自分一人で抱え込むのと、相談できる相手がいるのでは、不安の度合いが違います。核家族化、非婚化、高齢化が進む現代社会で孤立してしまう人が増加しているので、以前よりも意図的にネットワークをつくらなければいけないでしょう。

　また、一度こころの病になると、仕事を休職して、最終的には職を失うこともあります。経済的な基盤が保障されない環境であることは、病気の療養上よくありません。こういった場合は、家族のサポートを可能な限り活用し、それが困難な場合には、障害年金や、生活保護を受けるなどの公的な経済支援手段を利用することも有用です。これらの支援手段はいったん受けると一生継続しなければならないものではなく、その後再就職するようになれば停止できるものなので、状況に応じて利用するようにするとよいでしょう。

　患者さんも、精神的不調をきたす以前には、日中に仕事や家事などなんらかの業務を遂行している場合が多かったと思います。その生活パターンがなくなってしまう状況自体が、不安感、空虚感、孤独感をあおってしまいます。まずは、生活リズムを整えることが大事です。また、生活リズムの改善、社会復帰はハードルの低いところから始める必要があります。例えば、図書館に行く、

ウォーキングをするなどの単純作業から開始するのが無難です。その後、少しずつ作業内容や頻度を増やしながら徐々に社会復帰を目指します。その際、患者さん本人だけで計画を立てることが困難な場合などは、デイケアなどを利用するのもよいでしょう。薬の作用は日中の不安、対人緊張や睡眠状態の改善に有効です。うまく薬を利用して生活リズムを整えることが大切です。

　このように、薬も重要ですが、それ以外のストレスへの対処法、生活環境、経済的状況などの要因の調整も病気の改善に不可欠なものです。薬で治療有効な部分とそれ以外の調整が有効な部分の割合は個々人で大きく異なりますから、そこの微調整は主治医に客観的に判断してもらう必要があるでしょう。

　最後に、服薬をずっと続けるか否かですが、初発の気分（感情）障害や心因反応の場合は、急性期の症状が改善した後に薬物療法を終了することがありますが、統合失調症やそれ以外の疾患でも、再発を繰り返すような場合には、長期に服薬する必要があります。ただし長期に服薬する場合でも、症状が安定している期間が継続していれば、薬の量を少しずつ減量することは可能です。

　支援者としては、このことを患者さん・家族にしっかりと伝え、勝手な判断で服薬をやめないよう支援していくことが必要です。勝手な断薬や減薬は、再発の可能性を高めてしまいます。何よりも、患者さん・家族から相談してもらえるような関係をつくっておくことが大切となります。

【今岡岳史】

家族の思い

副作用を伝える勇気

　副作用を最もよく知る立場にある本人の苦しみを、可能な限り医師に伝えることは非常に重要です。それを伝える勇気を、患者本人や家族はもつべきです。医師に伝えて、よい医師を育てることも、患者や家族の役割ではないでしょうか。

(64歳　父親)

29 薬の作用・副作用

Q 薬の副作用を心配する患者さん・家族が多くいますが、理解してもらうために、どのように説明すべきでしょうか。記憶力や集中力が落ちているように見受けられる人もいますが、どう対処すればよいのでしょうか。

A 薬の副作用は、アドヒアランス（患者さんが積極的に治療方針の決定に参加し、その決定に従って治療を受けること）の低下をもたらす重大な問題の一つであり、生活の質を低下させる要因にもなります。副作用への不安が強い場合には、患者さんと家族の困っている症状を確認することから始め、それに対する薬の効果・作用を説明し、服薬の必要性について確認することが大切です。副作用については、起こり得る症状だけでなく、そのときの対処法を確認しておけば、不安が軽減されることがあります。しかしそれでも副作用への不安が強いようであれば、服薬を継続できない可能性が高いため、薬剤を変更するか、薬物療法を続けるのか等について、主治医に検討してもらう必要があります。副作用が心配だからといって、患者さん・家族の勝手な判断で服薬をやめてしまうと、症状の再燃などの危険性が高まります。支援者は、患者さん・家族に、薬の副作用が強く疑われる場合、また、副作用かどうかわからない場合でも、気になったことやつらいことがあったらすぐに医師などに相談するよう伝え、そのための関係性・体制をとっておくことが求められます。

また治療中、患者さんに記憶力や集中力の低下が認められた場合には、いくつかの要因が考えられます。まず、確認しなければならないのは、脳の外傷や腫瘍、炎症などの器質的疾患、内分泌・代謝疾患や肝・腎機能障害、感染症などの身体疾患、認知症、アルコールや違法・合法薬物の濫用、などです。患者さんの全身状態や普段の生活状況を把握し、血液検査や画像検査などによってこれらの可能性を除外する必要があります。

次に、記憶力や集中力の低下が、こころの病の症状である可能性があります。統合失調症は認知機能障害をきたす疾患であり、回復にはリハビリテーション

が有効です。その他の精神疾患でも、うつ症状や躁症状、解離症状、不眠、てんかん発作等として、集中困難や健忘が生じることがあります。疾患に適した治療により回復が期待できるため、治療の継続を促してください。

　なお、記憶力や集中力の低下は、処方薬による影響の可能性もあり、特に鎮静効果のある薬剤を服薬していると、頭がぼんやりして記憶や集中力の低下がみられることがあります。対処としては、薬剤を減量する、鎮静効果の強い薬剤をなるべく夜にまとめる、鎮静効果の少ない薬剤に変更すること等により改善します。ただし、急性期の症状を改善させるためには十分な薬剤量が必要であり、多少の眠気があっても十分な睡眠をとって休養することが回復につながります。このようなときにも、患者さんや家族・支援者の勝手な判断で薬を減らしたりやめたりすると症状の再燃につながることがあるため、必ず医師に相談することが求められます。

【大町佳永】

👤当事者の思い👤

薬の大切さ

　私自身、幻聴がつらかった時がありました。いろんな幻聴があると思いますが、特に命令してくるタイプには注意が必要です。決して幻聴の言うことを実行してはいけません。不利益になる可能性が大です。私は「早く死になさい」「会社を辞めなさい」「強姦しなさい」といった幻聴が聞こえていましたが、どの命令も実行しなくてよかったと思います。幻聴は抗精神病薬を服用し続けることによってなくなります。私は一度、薬を飲んでいたことで幻聴がなくなりましたが、完全に治癒したと思い、服薬をやめてしまいました。そうしたら、服薬をやめてから一年後に幻聴が再発しました。再度、抗精神病薬を飲むようになったら幻聴はなくなりました。薬を内服し続けることの大切さを実感しています。

(30歳　男性)

30 非定型抗精神病薬とは？

Q 最近よく使われている非定型抗精神病薬は、これまでのものとどう違うのでしょうか。

A 主に統合失調症に用いられる抗精神病薬は、大きく、第一世代抗精神病薬と、第二世代もしくは新世代抗精神病薬に分かれます。第一世代抗精神病薬は「定型抗精神病薬」、第二世代抗精神病薬は「非定型抗精神病薬」ともいわれています。両者の違いを理解するには、抗精神病薬の成り立ちを振り返る必要があります。

抗精神病薬は、1952（昭和27）年にクロルプロマジンが導入されたのが始まりです。それまでは鎮静剤などで患者さんの興奮、不穏をおさえるという治療が行われてきましたが、クロルプロマジンの導入以降は、幻覚や妄想などの陽性症状に対して抗精神病薬による薬物療法が効果を示すことがわかったため、急速に抗精神病薬による治療に切り替わっていきました。以後、1958（昭和33）年にドパミンD_2受容体を遮断する作用が高いハロペリドールが開発されました。その後、いくつもの抗精神病薬が臨床導入されました。これらは第一世代抗精神病薬または定型抗精神病薬と呼ばれ、とくにハロペリドールは陽性症状への効果がほかの薬剤よりも高く、その後、ハロペリドールをモデルとした抗精神病薬が多く開発されました。

このように、薬物療法の進歩によって統合失調症の治療は発展しましたが、陽性症状への効果は高い一方で、手足の震え（振戦）や身体の動きが固くなる（固縮）、よだれが止まらない（流涎）、足やおしりがソワソワして落ち着かなくなる（アカシジア）などの錐体外路症状と呼ばれる副作用が出現しやすいことがわかりました。また、意欲がなくなったり、ひきこもったり、感情が乏しくなってしまうなどの陰性症状に対して、定型抗精神病薬はあまり効果的ではなく、記憶や注意・集中、判断といった認知機能を悪化させてしまう可能性もあるなどの課題がありました。

一方、1962（昭和37）年に開発されたクロザピンは無顆粒球症という極め

て重篤な副作用が出ることもあるのですが、治療抵抗性を示す統合失調症の陽性症状に有効であったり、陰性症状が改善したりするという効果があることがわかりました。そこで、クロザピンを参考にして第二世代となる非定型抗精神病薬の開発が始まりました。1996（平成8）年に導入されたリスペリドンをはじめとして、オランザピン、クエチアピン、ペロスピロン、アリピプラゾール、ブロナンセリン、パリペリドンといった非定型抗精神病薬が開発・臨床導入されました。

これらの薬剤に共通している特徴は、定型抗精神病薬と比べてドパミンD_2受容体を遮断する作用が少なくなっていること、セロトニン受容体やD_2以外のドパミン受容体、ヒスタミン受容体などいくつもの受容体へ作用することです。その結果、副作用が減り、さらには陽性症状への効果だけでなく、陰性症状へも効果的であることが最近の研究でわかってきています。

このように、非定型抗精神病薬は従来の定型抗精神病薬と比べて優れている面がありますが、患者さん個人の治療という点では個人差がありますので、どの薬剤が最も優れているというものではありません。病状や身体にあった薬剤を見つけていくことが重要ですので、主治医と相談し処方を決めていくことが大切です。

【野田隆政】

👪 **家族の思い** 👪

薬を変更して…

息子は、初診で旧薬（ハロペリドール）を飲み始めてすぐから、背中がむずむずする、身体をゆする、物を取り落とす、口渇、体重増加などの副作用が出始め、薬の種類も量も増え続けていた5年目頃から、記憶力、集中力などの低下も目立ってきました。主治医に相談し、慎重に3か月ほどかけて新薬（リスペリドン）に切り替えてもらいました。効果はめざましく、12年目の現在、ほとんどの副作用は消えて、記憶力などは、同じことを何度も聞いていたのに立場逆転で、加齢で忘れっぽくなった私が笑われています。今残っている課題は、体重が減らないことです。新薬でも身体に合わないこともあるそうですから、息子の場合は幸運もあったのでしょう。

（75歳　母親）

31 薬物療法以外の治療法

Q 薬物療法以外の治療法には、どのようなものがあるのでしょうか。

A こころの病とは、日常生活や対人関係などにおいて適切な判断や行動ができなくなる病気のことです。それが起こる原因は複数ありますが、その一つは脳の神経の間で情報を伝える神経伝達物質というものが正しく機能せず、正常の状態よりも強く伝わったり、弱く伝わったりすることです。神経伝達がうまくいかなくなると適切な判断ができなくなったり、幻覚や妄想が生じたりします。薬物療法は、薬を投与することで脳の中にある神経伝達物質の伝わり方を修正して正常に近づける治療法です。神経細胞の情報の伝わり方を変化させる治療法ですが、開発されている薬の種類が限られているため、修正可能な神経伝達物質の種類には限界があります。また、日常生活のなかの個別の場面について修正するわけではないので、患者さんの実生活の問題にきめ細かに対応はできません。そこで、精神科医療では薬物療法以外のさまざまな治療法も加えながら、それらのよいところを足し合わせて、全体的な改善を目指していきます。

例えば、向精神薬と同様に神経の情報伝達の効率を変化させる方法としては、通電療法があります。詳しいことはQ32で述べられていますが、電気けいれん療法ともいわれ、脳に電気を流して神経の情報伝達を正常化させる治療法です。この治療では脳に電気を流すことが重要であり、身体の筋肉がけいれんするかどうかは重要ではありません。

また、これらのような直接神経細胞に働きかける治療法ではなく、こころの機能を使った治療法もあります。私たちは生まれてから今までいろいろなことに出会い、その都度、よいことや悪いことを体験して、それらを乗り越えたり、回避したりすることを学習して現在の人格や行動パターンが形成されています。こころの病の発病にはこれらのなかの負の体験の蓄積も大きく影響していると考えられます。病気をよくしていくためには、こころの中に蓄積したそれらの負の体験を除去していく必要があります。そこで精神科医は診療中の会話

を通して、目に見えない形でですが常に精神療法を行っています。
　こころの機能を使った治療法（精神療法）では認知行動療法がよく利用されます。これは過去の負の体験でできてしまった間違った学習行動を修正する治療です。詳細は**Q33**を参照してください。
　薬物療法では日常生活の個別の場面については治療することができませんので、それらに対しては生活場面を介した治療を行います。これらは日常生活に近い状況や実際の作業を通して、現実的で健全な思考や社会行動様式を形成することを目的としており、作業療法やデイケアでのリハビリテーションなどが含まれます（**Q35**）。ただし、作業療法などは効果がすぐに出るというものではないので、気長に行っていくことが大事です。
　私たちが病院で治療を受ける最終目的は、幻覚や妄想を消したり、病気で他人に迷惑をかけないようにすることではなく、人間として自立した生活ができるようになることです。しかし実際には、こころの病があると健常な人のような社会生活はなかなか困難です。そこで市民生活を少しでもうまくできるように社会生活技能訓練（SST）を受けたり（**Q34**）、ACT（包括型地域生活支援）を受けたりします（**Q49**）。これらは実生活とともにある治療といえるでしょう。

【渡辺裕貴】

👤 家族の思い 👤

SSTの効果

　わが家の経験ですが、統合失調症の息子は、親の夫婦関係に大変敏感で、両親の意見の違いが本人を悩ましていることが、今回の発病で初めてわかりました。SSTでコミュニケーションの方法を学び、それを妻へ試してみました。すると、これが契機で夫婦の意見の違いが少なくなり、夫婦・親子間のストレスも減り、家庭も少しずつ明るくなりました。病が原因で家庭が暗かったのではなく、家族間の会話や関係が原因で暗くなっていたのかもしれません。今では、SSTやサイコドラマ、研修会の旅行等を通して、ほかの当事者・家族と交流することが楽しみになっています。

（64歳　父親）

32　電気けいれん療法とは？

Q 電気けいれん療法とは、どのような治療なのか、問題ないのか教えてください。また、mECTという言葉をよく聞きますが、これはどのようなものでしょうか。

A 電気けいれん療法（Electroconvulsive therapy：ECT）は、頭部に電気を流す（通電する）ことで脳にてんかんと同様の電気活動（けいれん）を誘発します。これだけ聞くと、怖い治療だと誤解されがちですが、以下の情報を知ることでECTの有効性、安全性を理解していただけると思います。

◉ECTの発展

ECTは、約75年前に開発された歴史の長い治療法です。薬物療法の進歩や麻酔をかけないで行うことの危険性から、一時ECTを行う頻度は減りました。しかし、日本においては1980年代から総合病院を中心に、麻酔をかけて行う修正型ECT（modified ECT：mECT）が導入され、2002（平成14）年には短パルス矩形波治療器が認可され、副作用のリスクが減少しました。さらに、作用機序は解明されていないのですが、薬物療法ではなかなかよくならない病状（治療抵抗性）に対して、ECTが一定の効果を示すことがわかってきたこともあり、ECTが見直されるようになりました。

◉mECT

mECTは、全身麻酔と筋肉のけいれんを起こさなくする薬剤（筋弛緩薬）を使用してECTを行う治療方法です。全身麻酔をかけることで治療の最中に不安や痛みを感じることはありません。また、筋弛緩薬によって全身けいれんが起こらず、骨折や脱臼などの合併症を予防できます。

◉適応となる病状

うつ病、統合失調症、双極性障害（躁うつ病）が、mECTの適応となる代表疾患ですが、疾患名で判断はせず、病状や重症度、緊急性によって判断することが基本です。以下のような状態の場合に、ほかの治療方法と比較しながら、mECTの効果や副作用など多面的に検討するのが一般的です。

・精神症状が重症である
・焦りが強く自殺の危険性がある

- 食事や水分が摂れず身体的に迅速な治療効果が必要
- 薬でなかなか治らない（治療抵抗性）
- 薬の副作用が強く出るために治療が難しい
- 以前にmECTが効果的であった
- 高齢者や妊娠中などの理由でほかの治療方法よりも高い安全性が必要

◉治療の頻度

　1回の治療時間は約30分、通電時間は8秒間です。1週間に1～3回の頻度で行い、合計6～12回行います。

◉実際の治療

　全身麻酔をかける治療のため、ほとんどの施設で入院して行います。誤嚥を防ぐために、一定の時間絶飲食を行ってから治療します。手術室などへ移動して行いますが、心電図や血圧、酸素飽和度、脳波などをモニターしながら治療が行われます。治療中は麻酔科医が酸素の管理をするので、酸素不足になったりすることはありません。

◉検査

　治療を安全に行うために、血液検査、心電図、レントゲン、頭部画像検査などを行います。

◉ECTの副作用

　一般的な副作用は以下のとおりですが、このような副作用は2002（平成14）年に認可された短パルス矩形波治療器および全身麻酔によるmECTを行うことで出現頻度は減っています。

- 最も重篤な副作用は死亡ですが、文献によると、5～8万治療回数に対して1回以下であると報告されています
- 治療後覚醒するときにもうろう状態となることがありますが、1時間前後で改善します
- 頭痛や吐き気が起こり数時間続くことがあります
- 治療前後のことを思い出しにくくなる記憶障害が出現することがありますが、この記憶障害は短期間にとどまり、一般的には2、3週間も続くことはありません
- 記憶力や知的能力への長期的な影響は報告されていません
- 心臓に疾患のある場合には心臓合併症の危険性は増加します

【野田隆政】

33　認知行動療法とは？

Q 認知行動療法とは、どのようなことをするものなのでしょうか。具体的に教えてください。また、どのような効果があるのでしょうか。

A　認知行動療法とは、1960年代に精神科医ベック（Beck,A.T.）が創始した精神療法です。当時、精神療法は精神分析が主流でしたが、ベックは精神分析に批判的な評価をもつようになり、うつ病患者には、低い自尊心、強い自責感、過度の責任感、強い逃避願望、不安といった特有の思考内容と、独善的な推論、過度の一般化などの非論理的で非現実的な思考パターンがみられることから、この認知の歪みの妥当性を検証し、それをより妥当なものへと変化させることで、うつ病の改善がみられることを報告しました。当初、認知療法と名づけられたこの方法は、行動療法の流れと統合し、体系化され、認知行動療法としてアメリカを中心に広く知られるようになりました。その後、うつ病だけでなく、不安、恐怖、強迫、ヒステリーなどさまざまな障害に高い効果が報告され、現在、日本ではうつ病を対象に2010（平成22）年4月より健康保険が適用可能となっています。

　実際、うつ病の臨床において、薬物療法だけで症状がほとんどなくなる人は6、7割です。薬物治療だけでは不十分なことも多く、そのときに役立つのが認知行動療法といえるでしょう。軽症では認知行動療法で効果が高い場合もあり、重症のときには薬物療法と一緒に認知行動療法を行うと、薬物療法だけの場合よりも効果が高く、再発を減らすこともわかっています。また、一般の人も認知行動療法を技術として身につけることで、ストレスに上手に対処することができるようになります。

　では、認知行動療法は、実際にはどのようなことをするのでしょうか。

　道端で知り合いとすれ違ったにもかかわらず、その知り合いが何の反応もなく通り過ぎていったとします。このときに、「ああ、誰も自分のことなんか気にかけてくれないんだ」と考えたとすると、悲しくなり、気分が落ち込み、ともするとひきこもり、実際に人と人とのつながりが薄くなっていきます。

第3章　こころの病の治療

　認知行動療法では、「誰も自分のことを気にかけてくれない」という自動思考（自動的に頭に浮かぶ考え）が本当に現実に見合った妥当なものであるかをあらためて検証し、適応思考に変える手助けをしていきます。具体的には、思考記録表を使って、①状況、②気分（0～100%）、③自動思考、④根拠、⑤反証、⑥適応思考、⑦今の気分レベル、の項目について、治療者は患者さんと一緒にその内容を書き出し、最後に適応思考が出てきたときに、気分がどれほどよくなっているかを明らかにしていきます。慣れてくると、患者さんに宿題として思考記録表を書いてもらうこともあります。

　例えば、先ほどの例では、反証（自動思考に対する逆の事実）として、「今朝、妻が『大丈夫？』と声をかけてくれた」とか、「会社の上司は、うつ病を治すようにと言ってくれている」などの事実が見つかるかもしれません。そうすると、「誰も自分のことを気にかけてくれない」と思ったのは、自分の自動思考であって、実際には「気にかけてくれている人がいる」ことに気づき、「現実には、気にかけてくれない人と気にかけてくれる人がいるなかで、まあそれでもやれている」（適応思考）ことに気づくかもしれません。そのとき、気分は、落ち込んだ気分（10%）からほどほどの気分（50%）になっているでしょう。

　思考記録表を使ったやり方のほかにも、認知行動療法には、考え（認知）だけでなく行動に焦点をあてる行動活性化法や、不安階層表を作成して段階的に不安や恐怖の軽減を図る系統的脱感作法などもあります。

　うまくいかないことがあったり、失敗したり、傷ついたりすると、人は誰でも「自分は駄目だ」「自分は失格だ」「こうすべきだった」「自分のせいだ」などと思いがちです。

　認知行動療法は、私たちがつらくなったときに陥りやすい思考パターンの悪循環から抜け出し、もう少し楽で現実に見合った思考に向かうことを助けてくれ、よい循環へと導いてくれます。患者さんも初めはこのようなやり方に慣れないかもしれませんが、治療者との信頼関係のなかで認知行動療法を学び、じっくり取り組んでいくと、より効果的でしょう。

【白戸あゆみ】

34　SSTとは？

Q SSTとは、どのようなことをするものなのでしょうか。具体的に教えてください。また、どのような効果があるのでしょうか。

A SSTは、Social Skills Trainingの略で、「生活技能訓練」または「社会生活技能訓練」などの名称でも呼ばれます。精神科医リバーマン（Liberman,R.P.）が開発したもので、困難を抱える状況を「ソーシャルスキル」（生活技能）と呼ばれるコミュニケーション技術の側面からとらえ、その技術を向上させることによって困難さを解決しようとする技法です。日本にはこころの病のある人のリハビリテーションの一つの方法として、1980年代後半に導入されました。これにより、こころの病のある人が地域社会で自立して円滑に生活できるようになり、その治療効果が認められ、現在では精神科病院の入院や外来、デイケアなどを中心に広く普及しています。各種の生活支援施設でもSSTが実施され、また、各地の家族会において活用しているところもあります。精神保健分野のほかにも、矯正教育、更生保護、知的障害者福祉や児童福祉の分野でもSSTが幅広く取り入れられています。

　SSTは主にグループで行うことが多く、扱うテーマは基本的には自由ですが、観察すること、聞くこと、話すこと、自己紹介、会話への参加、自己主張の技能、他者とのかかわりなどについて、モデリング、ロールプレイ、フィードバック、練習などの方法を用いて行われます。効果として、人とのコミュニケーションがより適切で効果的なものとなる、練習したことが実際の生活場面でうまく行えるようになる、自分の感情に対する対処が上手になる、ものごとのとらえ方や考え方がより現実的、健全で前向きなものになる、などがあります。

　具体的には、グループは6人から12人くらいまで、1回1時間半くらいで行われることが多いです。なかには、一対一の個別支援のなかで行われることもあります。

　グループのなかで学習ができるように進めていく人のことをリーダーと呼びます。リーダーは、メンバーの一人ひとりが自分の能力や生活状況に応じて課

題を考え、ロールプレイで練習するのを援助したり、グループメンバーが互いに助け合う楽しい雰囲気のなかで練習が進んでいくように努めます。リーダーと一緒に、コ・リーダー（共同リーダー）も、グループ学習が円滑に進むように助けます。

　SSTではまず最初に、一人ひとりが抱える問題点や課題を取り上げ、それを解決するための目標（長期目標、短期目標）を立てます。次に、目標達成につながるような具体的な場面を設定します。そしてほかのメンバーに手伝ってもらいながら、その場を想定したロールプレイを実際に行って練習します。ロールプレイの後、リーダーや他メンバーからよかった点のフィードバックをもらいます。さらにもっとよくなる点があれば、あげてもらいます。そのなかから自分にできそうなものや、試してみたいものを選んで、もう一度ロールプレイで練習し、よかったところをほめてもらいます。悪かったところを指摘されるのではなく、よかったところをほめてもらうことで、安心感と自己肯定感が得られ、次へのモチベーション（動機づけ）につながっていきます。

　自己紹介する、会話を始める、会話を続ける、わからないことを人に尋ねる、お礼を言う、電話を受ける、電話を切り上げる、人を誘う、勧誘を断る、人に謝るなど、社会生活を送るうえでの基本的な課題から、相手の意見を踏まえて自分の意見を言う、怒りを適切に表現する、など、さまざまな場面を想定した練習を行うことができます。

　患者さんは、最初はSSTに参加することに緊張することもありますが、そのうちにだんだん慣れてきて、人と一緒にいられるようになったり、社会のなかに入っていくきっかけになったりし、自分らしくいられるようになったと感じる人もいます。

【白戸あゆみ】

35 デイケア・作業療法では何をする？

Q デイケアや作業療法では、どのようなことをするのでしょうか。具体的な内容のほか、かかわる専門職についても教えてください。

A デイケアは、病院やクリニックに併設されていることが多く、外来通院している人が対象です。それぞれのデイケアによって、受け入れられる人の数やプログラムの種類・内容、通所している人の病気もさまざまです。スタッフの職種は医師、看護師、精神保健福祉士、臨床心理技術者、作業療法士などです。施設によっては、精神保健福祉士、臨床心理技術者、作業療法士についてはいずれかの職種がいない場合もあります。

以前、デイケアは、精神科病院を退院した後に症状の安定を保つために通う「居場所」としての役割が主でした。しかし最近は、積極的に病気について学ぶ機会を提供したり、仕事に就くことを目標にした支援があったり、通所する人同士の相互支援の意識を高めることを重視した、卒業する「通過型」のデイケアもあります。また、両方の要素をもつデイケアもあります。

デイケアの活動は、ほかの仲間と一緒に行うことが多く設定されています。人の中で過ごすこと、人と協力して取り組むこと、コミュニケーションをとることが練習できます。プログラムの数や活動の種類はデイケアによってまちまちです。「居場所型」のデイケアでは、グループで取り組むスポーツや趣味となるような活動が主になることが多いようです。「通過型」デイケアでは、病気との付き合い方を学ぶプログラムや就労準備のプログラム、一人暮らしで役に立つ家事の練習、体力をつけ健康的な生活を送るために役立つ身体づくりや栄養に関するプログラム等もあります。ほかに、自分を表現する機会として、絵画やダンスや音楽などの活動があるところもあります。プログラム以外の時間もデイケアの活動です。利用している人同士のミーティングや季節の行事の運営などで役割をもち責任を果たす経験もできます。

参加するプログラムや目標・支援の内容は、本人の希望を確認し個別に設定されることになっており、その人ごとに担当スタッフが決まっています。担当

スタッフとの相談で目標やプログラムが決まることが多いと思いますが、複数の職種のスタッフと本人や家族を交えて話し合う機会をもつデイケアもあります。また、本人だけでなく、家族に対するケアにも取り組み、家族相談会や家族対象の心理教育プログラムなどを実施しているところもあります。就労支援を積極的に行っている場合は、ハローワーク（公共職業安定所）に同行したり、就職試験に同行したり、就職後をフォローすることもしています。

　一方、作業療法は作業療法士が行います。入院中に行うのが常ですが、外来でも行っている病院があります。作業療法は薬剤と同様に精神科医が処方します。急性期の時期から実施するところや症状が落ち着いて回復段階になった頃から実施するところなど、病院によって、また処方する医師によって異なります。作業療法では、作業療法士が工夫した、効果的な空間でさまざまな活動を使って治療を進めていきます。経験のあるなじみの活動をする、または経験のないことにあえて挑戦してみることを通して、気分の安定や症状の緩和を図り、達成感を味わうことができますし、ストレスを体験して対処の方法を学ぶこともできます。

　作業療法士が治療として行う活動はさまざまです。身体を動かすことや物をつくること、園芸、パソコンやゲーム、料理などの家事、カラオケなどレクリエーション的なものなどです。入院期間が比較的長かった頃は作品を仕上げるのに時間がかかるような創作系の活動が行われていましたが、短期の入院が主流となりつつある最近は、リラクゼーションや運動など作品をつくらない活動や、ごく短期間で作品が仕上がる活動を通して、自分の身体や気持ちの状態を客観的に把握する練習や気分をコントロールする練習などを中心に行うことが増えています。

　作業療法を実施する場所や方法も、患者さんを作業療法室に集めて大きな集団で行うものから、個別で行うもの、病棟で実施するものが増えています。病院によっては、作業療法士が入院中に看護師や精神保健福祉士とともに患者さん宅に訪問し、退院後の生活の指導を行うこともあります。

【大島真弓】

36 家族教室・心理教育とは？

Q こころの病のある人の家族への支援では、家族教室や心理教育が行われていると聞きますが、どのようなことが行われているのでしょうか。

A 家族教室や心理教育は、支援の専門家がこころの病のある人の家族に対して行う支援方法です。

◉目的

家族教室、心理教育の目的としては、次のようなことがあげられます。
①支援者がもつ病気や治療などの専門知識を、家族と共有する〈教育的部分〉
②病気や障害による困難や問題があっても、家族が希望をもって楽に困難や問題と付き合える方法を学ぶ〈問題解決部分〉
③病気や障害による困難や問題に対して、支援者と家族、障害をもつ本人が協働して取り組めるようになる〈協働関係構築〉

◉構造

家族教室は複数の家族を集めて行われますが、心理教育は集団形式でも個別形式でも行われ、こころの病のある本人が参加する場合もあります。日本で再発率を低める効果が確認されている「国府台モデル」の心理教育は集団形式で、家族は月に1回のセッションに8回参加します。1回のセッションは、1時間の教育的部分と2時間の問題解決部分で構成されます。

◉具体的内容

家族教室や心理教育では、具体的に以下のようなことが行われています。

①教育的部分

支援の専門家が、病気や障害、治療やリハビリテーション、社会資源などの正しい知識や情報を家族に提供します。講義形式をとることが多いですが、専門用語はわかりやすく、一方的に話すだけにならないように、家族が聞いて楽になれたり希望をもてたりするように伝えていきます。

②問題解決部分

家族が本人との日々のかかわりのなかで抱えるさまざまな不安や困難を、相

談事として家族に話してもらうなかで、支援者は家族の気持ちを受け止めて労いつつ、家族がやってきた対処や工夫など、家族のもつ"強み"に焦点をあてフィードバックします。そのうえで、"家族自身がどうなりたいか"を話題として、そのためのアイデアを支援者と家族でともに考えていきます。集団形式の場合は、1家族の相談事にほかの家族とともに取り組むことで、家族間で経験を共有でき、「誰かの役に立てている」という感覚を得ることができます。

「問題解決」といっても、問題がスッキリ解決することを目指すのではなく、問題は変わらないかもしれないけれど、家族がこれからも何とかやっていけそうだと思えるようになることを目指します（これをエンパワメントといいます）。

③協働関係構築

支援者は、専門的知識や技法に関する専門家ですが、家族はこころの病のある人のことをよく知る専門家です。教育的部分や問題解決部分でそれぞれの立場の専門家が知識や経験を共有して、一緒に取り組んでいけるような関係を構築していきます。家族教室や心理教育の場面で関係を構築し、その後も継続的に困難や問題に取り組んでいけるようにするのです。

●心理教育における共有・協働の考え方とその方法●

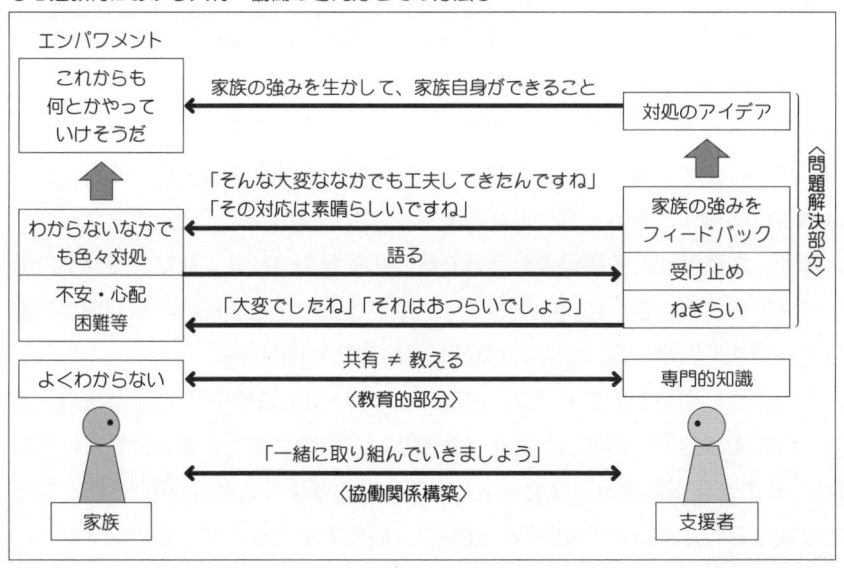

【贄川信幸】

37　退院準備プログラム

Q 最近、長期入院者の退院促進・地域移行ということを聞きますが、実際にどのようなことが行われているのでしょうか。「退院準備プログラム」というものがあるとも聞きましたが…。

A　近年、諸外国と比べ日本の精神科の患者さんの入院している日数が長いことや、病状は落ち着いているのに家族の受け入れが困難だったり地域の支援体制が整っていないことから退院できず入院を余儀なくされる「社会的入院」をしている患者さんが多数いることが話題となっています。諸外国では、すでに「入院医療中心」から、「地域生活中心」へと方向転換がなされており、その流れで日本でも、長期入院の患者さんの退院を促進して、地域社会で生活できるようにしていくことが進められています。入院生活は守られた環境である一方、集団生活でもあり、何かと不自由なことも多く、友人との付き合いや仕事、趣味なども思うようにはできません。地域で暮らすほうが、より自分らしく主体的な生活を送ることができるといえます。

　ただ、長期入院の患者さんが急に退院する場合には、入院生活中には経験しないさまざまな困難に直面するかもしれません。入院生活では、困ったことはすぐ身近なスタッフに相談できますし、栄養のバランスを考えた食事も病院が出してくれます。また、日々のスケジュール管理や薬の管理も自分で行う必要はあまりありません。一方、退院後の生活では、薬の管理、日々のスケジュール管理、栄養管理、金銭管理も自分で行う必要があります。また、受診のために一人で病院へ行き、自らの病状や生活上で困ったことを患者さん自身が把握して、うまく医療者側に伝えて相談しなければいけません。

　このように地域での生活では、さまざまな点で自己対処能力が求められますが、入院中は自己対処能力をあまり必要としないためにその能力が低下してしまい、そのまま退院すると社会生活がうまく営めず調子を崩し、再び入院となってしまうことがあります（回転ドア現象）。地域で生活することを目指すのであれば、ぜひ自己対処能力を身につけたいものです。家族のサポートが得られる

場合でも、患者さん本人の自己対処能力が高ければ家族の負担は減ります。

　そこで、退院した後も地域で安心して生活できるように準備することを目的として、「退院準備プログラム」というものがつくられています。退院準備プログラムのワークブックやDVDが発売されていますので詳しくはそちらを参照してください。このプログラムでは、①退院後の生活や日常の活動を支えてくれる施設や制度、②毎日のスケジュールの立て方、③食生活の管理、④金銭の管理の仕方、⑤薬の効果や副作用、⑥地域生活でのストレス対処法、⑦病気の再発のサインの見極め方、⑧緊急時の対応策、などを学びます。また、症状が再発する少し前にみられる、イライラや不眠、気持ちが沈む、あるいは元気になりすぎるという「注意サイン」の見極め方も学びます。自分なりの注意サインをチェックリストに記載して、自分の状態を自分で把握するなどの練習を行うのです。プログラムを通して、薬について学び相談方法を身につけ、症状悪化時の対処法を自らとることができるようになることを目指します。

　退院準備プログラムを行うことによって、退院が促進され地域で安定した生活を送れるようになることが期待できます。このようなプログラムを入院中に実施している病院もたくさんあります。

　実際に地域で生活していくと仕事がなかったり人付き合いが乏しくなるなど、さまざまな困難に直面することがあります。そのようなときは、地域活動支援センター（作業所）、デイケアなど、退院後の生活を支える施設の利用をするとよいでしょう。そこでは就労のための準備をしたり、他人と交流することができます。また、そういう施設では、生活上で困ったことを相談できるメリットもあります。これらの制度の利用については、**第6章**に詳しく書かれていますので参考にしてください。

　家族・支援者は、患者さんが退院準備プログラムを学び、地域活動支援センターやデイケアなどを利用しつつ、入院生活では得がたい楽しみや生きがいを見つけながら、主体的に地域で生活を送ることができるようサポートしていく必要があります。

【貫井　洋】

38 医療観察法とは？

Q 医療観察法とはどのような法律なのでしょうか。この法律による入院もあると聞きましたが、どのような入院形態なのでしょうか。

A 精神科の入院は、患者の人権を守るために法律に則って行われますが、その法律には2種類あります。

一般的に、患者さんの精神症状が悪化して精神科への入院が必要となった場合、「精神保健及び精神障害者福祉に関する法律」（精神保健福祉法）に基づいた入院をします。この法律に基づいた入院形態には、患者さん本人の同意に基づく「任意入院」や、精神保健指定医から入院の必要があると判断されるも、患者さんが病状のため同意できない場合の、家族等の同意を前提とした「医療保護入院」（**Q23**）、2名の精神保健指定医が診察し、ただちに入院させなければ精神障害のために自身を傷つけまたは他人に害を及ぼすおそれがあると判定された場合に、都道府県知事の判断で指定の精神科病院に入院する「措置入院」等があります。

質問にもあるもう一つの「心神喪失等の状態で重大な他害行為を行った者の医療及び観察等に関する法律」（医療観察法）とは、こころの病のある人が、精神障害のために善悪の区別がつかないなどの状態で重大な犯罪行為（殺人、放火、強盗、強姦、強制わいせつ、傷害）を行った場合に、適切な医療を継続し、社会復帰を促進することを目的とした法律です。この法律の成立以前、心神喪失等の状態で重大な他害行為に及んだ人は、精神保健福祉法に基づく措置入院による処遇が行われていました。しかし、措置入院および措置解除の判断は都道府県知事（実際にはその指定を受けた精神保健指定医）に委ねられており、重大な他害行為を行った人のケースではその判断にかかる責任が非常に重いこと、一般の精神障害者と同様の施設およびスタッフでは適切な処遇が困難なケースがあること、退院後の通院や服薬等の適切な医療を提供するための仕組みがほとんどないこと等の問題点がありました。

これらの状況を鑑み、2001（平成13）年1月以降、厚生労働省と法務省が合

同で検討会を開催し、重大な他害行為を行った精神障害者の処遇をめぐってさまざまな議論が行われました。そのような状況のなか、2001（平成13）年6月にいわゆる「大阪教育大学附属池田小学校事件」が発生したことで他害行為と精神障害者との関係について社会の関心が高まり、医療観察法は、国会審議を経て2003（平成15）年7月16日に公布されました。

　医療観察法による医療および観察を受けさせるかどうかは、心神喪失等の状態で重大な他害行為を行った者が、不起訴処分、無罪または刑の減軽により執行猶予となったとき等に、検察官が地方裁判所に申立てを行い、裁判官と精神保健審判員（必要な学識経験を有する医師）からなる合議体の審判で決定します。医療観察法の入院による医療の決定を受けた者（以下、対象者）は、厚生労働大臣が指定した医療機関（指定入院医療機関）で、約1年6か月にわたる手厚い専門的な治療を受けることになります。治療の目的は、再他害行為の防止と社会復帰の早期実現に焦点をあてており、薬物療法による病状の安定と回復を図るだけでなく、心理社会的治療により疾病理解を深め、社会で安定した生活を送る能力や被害者に対する共感性を養うことを目指します。そのために医師、看護師、作業療法士、臨床心理技術者、精神保健福祉士等による多職種チームが連携して治療にあたります。

　また、地域関係機関の協力のもと、法務省所管の保護観察所に配置されている社会復帰調整官が、退院後の生活環境調整を行います。退院を許可されて入院処遇から通院処遇に移行した対象者、あるいは医療観察法の通院による医療の決定を受けた対象者は、社会復帰調整官が中心となって策定した処遇実施計画に基づき、厚生労働大臣が指定した医療機関（指定通院医療機関）に通院することが定められています。通院処遇の期間は原則として3年間であり、裁判所の決定によりその期間を終了、または2年を超えない範囲で延長することができます。

【大町佳永】

👥当事者の思い👥

入院してよかったなと思うこと

　今から15年ほど前のことになりますが、22歳の時に6か月間の入院をしました。退院後には通院していましたが、主治医が海外研修のために替わりました。新たに担当になった医師は、笑顔もまったく見せず、ただ「何か変わったことはありますか？」と聞くだけでした。相談するはずだった心配事も、「今日は機嫌が悪そうだなぁ…」と感じて相談できず、私は、先生の性格・対応の違いに戸惑い、信頼感がもてず勝手に服薬をやめてしまいました。それからちょうど3か月が経った頃、幻聴・幻覚・妄想がひどくなり通院すると、その場で主治医から「これは相当危険です。両親が疲れてしまう。注射か入院が必要です」と言われ、注射が苦手な私は「注射はいやだから入院させてください」と即答し、そのまま入院しました。この様子に両親は、「えっ、入院？」と大変びっくりしたようです。

　初日は個室に入れられましたが鍵はかけられず、その日のうちに「ここを出て、皆と一緒にテレビを見てもいいですよ」と介護士さんに言われ、翌朝は6人部屋に移ったので不安は少なかったです。すぐに部屋の人たちとも仲良くなり、ロビーで一緒に食事したりテレビを見たり音楽を聞いたりしました。看護学生さんたちが実習に来ると、散歩をしたり、買い物や食堂にも連れて行ってくれたり、院内レクリエーションで、連想ゲームやボウリング、ボール運び、皮細工の財布やキーホルダーづくり、園芸班で花の水やりもしました。そしてこの間に、元の主治医が研修から戻ってきてまた担当してくれることになり、話しやすい環境になりました。

　入院中は行事もいろいろあって、デイケア祭ではカラオケで歌ったり買い物したり、夏祭りでは浴衣を着て踊ったり、秋には運動会をしたり、バスで1泊キャンプにも行きました。外泊の時は、「気をつけて行ってきてね〜。早く帰ってきてね〜」とロビーで皆が見送ってくれ、両親も「迎えに来たら悪いみたいねぇ、皆さんと仲良く楽しく過ごせてよかったね」と言ってくれました。

　私が入院してよかったなと思うことは、話しやすい元の主治医に替わったことやほかの患者の様子を見聞きして病気のことがわかるようになったこと、外来だけではわからない私の状態を診てもらえ、自分に合った薬を調整してもらえたこと、同じようなつらい体験をした大勢の仲間に出逢えて交流し安心できたことと自分が認められたこと、医師・看護師・介護士や看護学生が温かく接して支えてくれていろんなことに楽しく取り組めたことです。退院後は、母と一緒に病気についての家族会の学習会や講演会に行って学び、安心して病気とともに生きていく姿勢ができたと思っています。今は地域のサロンで仲間と不安を語り合って対応を工夫でき、一緒にいろんな体験もできて楽しく暮らせていることがうれしいです。（36歳　女性）

第**4**章

医療を継続するために

～本人・家族の不安に応える～

Q39～Q51

39　病院の予約がなかなかとれない…

Q 「病院の予約がなかなか先までとれない」と言う患者さんがいますが、どのような対応が求められるでしょうか。また、今の予約診療システムでは、緊急時の対応はできないのでしょうか。

A 予約診療は、診察までの待ち時間を短縮することと、一人ひとりの患者さんに必要な診察時間を確保することを目的としています。診療の予約が先までとれず受診間隔が長くなる、初診の予約も数か月先までとることができないという問題は、大学病院や高度専門医療の提供を目的とした病院、児童期やてんかん等の専門外来では常に起こっています。ただし、一般の精神科病院やクリニックであれば、病状が悪化したときでも柔軟な対応が可能なことがほとんどです。そのため、いつでも相談できる精神科病院やクリニックを確保したうえで、専門病院を受診することをおすすめします。

　通院先が予約のとりにくい病院である場合、緊急時にどのような対応ができるのかは病院によって異なるため、あらかじめ主治医に確認する必要があります。緊急対応が可能な病院であっても、来院する前に必ず病院に電話し、受診が必要かどうかを確認してください。そうすれば、受診の必要がないと判断された場合でも、次の診察までどう対処すればよいのかなどのアドバイスをもらうことができます。

　夜間や休日など、かかりつけの病院やクリニックが診療を行っていない時間帯に患者さんの病状が悪化した場合は、各都道府県の精神科救急情報センターに相談するか、救急車を要請するようにしてください。集中的な治療の必要性が認められた患者さんは、精神科スーパー救急の対象になります。ただし、病状のために患者さんが自分を傷つけるまたは暴力をふるうなど周囲の人を害するようなことをした場合は、措置入院の適応となる可能性があるため、まず警察に相談することが求められます。

【大町佳永】

👤 家族の思い 👤

24時間365日の支援があれば…

　息子は、退院してようやく好きだった音楽を聴いたりできるようになってきましたが、まだ不安も強く、音にもとても敏感で、特に近所の小学生たちの甲高い遊び声が苦痛だったり、被害妄想もあったりと、落ち着かない日々も多くあります。苦しいときには、日中はどうにか頓服薬を飲んだりしてしのいでいますが、夕方から夜になると、どうしてもそのつらさからか、怒りが増し爆発寸前になることがあります。そんなとき本人は、夜中でも「病院へ連れて行ってくれ」と言います。

　このようなときには、自分の症状は自分で説明するようにと促し、まず本人が、病院の夜間直通電話へ連絡するようにしています。当直の医師が親身になって話を聞いて対応してくれることで、本人は気持ちを鎮め、翌日昼間に通院できたり、次の受診日まで待てたりします。

　どうしても夜中でも「病院へ行く」と言い、当直の医師に診ていただいたこともありました。そんなときも、主治医でないにもかかわらず、カルテにしっかり目を通し、病人である前に人として扱ってくれ、今とっている行動を客観視できるように対応してくれたときには、本人の苦痛がやわらぐのがわかります。また、付き添っている親も振り回されていたことに気づかされたこともありました。しかし医師の対応によっては、ますます怒りがおさまらず興奮して過呼吸になったり、言動が荒々しくなったりして、親はどうしたらよいかわからず、ただただ恐怖と不安でいっぱいになったこともありました。

　24時間365日、SOSを受け止めてくれる支援があれば、本人も家族も安心して焦らず病気と向き合え、回復に前向きに取り組めると思います。

（64歳　父親）

40　夜間・休日に具合が悪くなったら…

> **Q**　「夜間・休日に本人の具合が悪くなったときは、どうすればよいか」と心配する家族がいます。患者さん本人、家族、また支援者は、どのように対応すればよいでしょうか。

A　はじめに、患者さん・家族の具体的な対応についてまとめます。質問のような状態になったら、まずは、定められた時間に飲むよう主治医から指示されている薬を早めに飲んでみるようにしてください。例えば、夕方に具合が悪くなったら、寝る前に飲むよう決められている薬を早めに飲む、午前中に調子が悪ければ、昼食後の薬を早めに飲むなどして対処してみてください。また、昼食後、寝る前など、調子のよしあしにかかわらず定められた時間に飲む薬以外に、不安が強まったとき、イライラが強まったとき、幻聴が一時的に強まりつらくなったとき、眠れないときなど、一時的に強まった症状を和らげるために必要に応じて追加で飲む頓服薬という処方もあります。このような頓服薬を処方されているのであれば、症状に応じて服用してみるのもいいかもしれません。薬には、錠剤のタイプから、液体のタイプ、あるいは口に入れるとすぐに溶ける口腔内崩壊錠というタイプなどさまざまなものがあり、飲み方もさまざまな工夫ができます。

　薬を飲むタイミングなどは、事前に主治医にしっかり相談して確認してください。それでも薬の飲み方がわからなければ、かかりつけの医療機関に電話をしてみてください。入院病棟があるような大きな病院は、夜間・休日でも当番の医師がいることが多いので、どのようにしたらよいかアドバイスを受けることができると思います。診療所など、夜間・休日に連絡がとれないような医療機関に通院している患者さんの場合は、都道府県に設置されている精神科救急情報センター（都道府県によっては多少名称が異なるかもしれません）に電話をしてみてください。どこの病院に相談したらよいか、アドバイスをもらえると思います。精神科救急情報センターがない場合には、その都道府県内の保健所や精神保健福祉センター、比較的大きな精神科病院が夜間・休日時の緊急の

電話対応を行っている場合が多いようです。

　薬を飲むことで対処できればよいですが、それでも改善しない、または薬を飲むことを拒否して調子が悪い状態が続いているときも、かかりつけの医療機関に連絡してください。医師の判断で、診察が行われるかもしれません。場合によっては、診察のうえ入院となることもあります。ただ、ベッドに空きがない、夜間・休日は休みなどの理由で対応してもらえない場合、前述の精神科救急情報センターなどが調整をして、ほかの病院に診察や入院を依頼する場合もあります。入院ベッドの空き状況の関係で、自宅から遠方の病院に入院となってしまうこともあります。本人が調子が悪いと認識できず病院に受診することを拒んだり、興奮や暴力が激しく、家族だけでは病院に連れていくことができない場合などは、やむをえず救急隊や警察に病院への搬送をお願いすることも必要かもしれません。

　以上を簡単にまとめると、薬の飲み方をあらかじめ主治医に確認しておいて、夜間・休日に具合が悪くなった場合、患者さん・家族としては、まず手持ちの薬の服用で対処してみてください。それでも薬の飲み方がわからなかったり、改善せず調子の悪い状態が続いたら、かかりつけの医療機関の当番医師へ電話してみてください。かかりつけの医療機関に連絡できなければ、精神科救急情報センターなどの相談機関に問い合わせてみるのがよいでしょう。かかりつけの医療機関の当番医師や精神科救急情報センターの判断で受診などの指示があると思われますので、そのようなときは指示に従って対応してください。

　夜間・休日の精神科救急医療体制は、都道府県ごとに整備が進んでいますが、地域によって対応の方法が異なることがあるので、普段から緊急時の対応について、主治医や精神保健福祉士に確認しておくとよいでしょう。

　一方、支援者は、患者さんの緊急時等に患者さん・家族がこのような対応がとれるよう、緊急時の対応について熟知し、普段から情報提供やアドバイスをしておく必要があります。場合によっては、本人や家族とともに緊急時の対応を行うことも必要かもしれません。

【貫井　洋】

41　幻聴がつらい…

Q　「幻聴がつらい」と訴える患者さんが多くいます。家族・支援者はどのようにかかわればよいでしょうか。

A　幻聴は、しばしば非常に強い苦痛をもたらすことがあります。自分に対する悪口や、自分の考えが外から別の人の声で聞こえてくることが繰り返し起こるなかで、「自分がさらし者になっている」「自分の秘密が世間に筒抜けだ」「みんなに馬鹿にされている」という思いが次第に強まり、強い不安・恐怖・混乱をもたらします。また、「『特別な声』が聞こえる自分は、神に選ばれた人間だ」とか、「超能力がある」などといった確信を抱く場合もあります。

　薬物療法により幻聴が消え去ることも多いですが、なかなか幻聴が消えなかったり、いったん消失しても、何かのきっかけで幻聴が再燃する場合もあり、幻聴という症状と長く付き合っていかなければいけない場合もあります。

　幻聴は、限られた人間にのみ起こる特殊な体験ではありません。不眠が続いたり、急激な環境変化で大きなストレスがかかったりすると、幻聴が出現するということがしばしば起こります。例えば、大がかりな手術をした後、普段の生活とまったく異なる環境である病室で過ごし、痛みなどのストレスにさらされて眠れないなど心身ともに大きなストレスがかかると、一時的に幻聴が出現することが誰にでもあります。

　それゆえ、家族・支援者は、幻聴を訴える患者さんに対して幻聴の存在を否定せず、幻聴は誰にでも起こり得る症状であるという視点に立って対応をお願いできればと思います。幻聴の内容については否定も肯定もせず、「あなたにはそういう声が聞こえて、今つらいのね」という感じで受け止め、幻聴によるつらい思いを聞くという対応をしたうえで、次に述べる対処法をとるよう患者さんに促すとよいでしょう。

　幻聴がつらいときの対処法の一つは、薬を飲むことです。薬には、昼食後、寝る前など定められた時間に飲むよう医師から指示された薬以外に、不安が強いとき、幻聴が一時的に強まりつらくなったとき、あるいは眠れないときなど

に必要に応じて追加で飲む頓服薬という処方もあります。「外出先で幻聴が聞こえてくるかもしれない」という不安が強い場合は、頓服薬を持っているだけでも不安の軽減につながることがあります。頓服薬を使用することで、仮に幻聴が消失しなくても、幻聴に伴う不安や苦痛の軽減が期待できます。主治医と相談しながら、自分に合う頓服薬を見つけるよう促してはいかがでしょう。

薬による対処以外にも、幻聴が聞こえてつらいときに、音楽を聞いたり、楽しいことを考えるなどして、対処するという方法もあります。エアコンの音や換気扇の音に混じって幻聴が聞こえてくる（機能性幻聴）という場合には、耳栓をするなどの対処が効果的なこともあります。

また、幻聴に伴う「自分の秘密が世間に筒抜けだ」といった不安や恐怖に関しては、入院中やデイケアなどで行われる疾病教育や心理教育を通じて病気を理解して、「これは幻聴という病気の症状がそういう思い込みをさせているのであって、本当に自分の秘密が世間に筒抜けになっているわけではない」と考えられるようになったり、幻聴と距離をとれるようになり惑わされなくなって苦痛が軽減されることもあります。

前述のように、幻聴とは長く付き合っていくことも多く、幻聴と戦う患者さん本人はもちろんのこと、患者さんを見守る家族・支援者もともに苦しいものです。そのようなときには、患者さんならデイケアに参加したり、家族なら家族教室に参加するなどして、同じような苦しい体験をしているほかの患者さんや家族と交流してみるのもよいのではないでしょうか。ほかの人に苦しい体験を話して聞いてもらうだけでも気持ちが楽になることがあります。また、ほかの人から、自分が今まで知らなかった幻聴の対処法なども教えてもらえるかもしれません。幻聴のつらさを安心して話せる場で、ほかの人に話を聞いてもらったり、幻聴の具体的な対処法についてアドバイスを受けてみるのは非常に効果的です。支援者は、このような場に患者さん・家族が参加できるよう支援していくことが大切です。

【貫井　洋】

42　副作用のつらい思いを言いにくい…

Q 薬の副作用でつらい思いをしているけれど、主治医には言いにくいときはどうしたらよいでしょうか。

A 「主治医には言いにくい」とのことですが、いったいどうしてなのでしょうか。まずはそれを確認する必要があります。さまざまな理由が考えられますが、例えば、「せっかく先生が薬を処方してくれたのだから、つらい思いを訴えると何だか申し訳ないな…」ということなのでしょうか。それとも、「この症状が本当に薬の副作用なのか、いまひとつ自信がもてないし、もし副作用でなかったら、先生が気を悪くしてしまうのではないかな…」ということなのでしょうか。患者さんそれぞれ、いろいろな状況にあり、さまざまに考えることと思いますが、どうやって状況を主治医に伝えたらよいのでしょうか。

　もし、患者さんが「主治医に申し訳ないな…」と思っているのであれば、言うことをためらうのではなく、ぜひ、次回の外来受診のときに主治医に教えてあげてください。そうすれば主治医は、患者さんが「つらい思いをしている」ことの理由を考えたうえで、どうやってそれを改善していこうかと提案するはずです。

　しかし、「きちんと言葉で伝えられるか心配だ。診察室では緊張して、いつものように話すことができないから」と考える患者さんもいるかもしれません。その場合には、主治医につらい思いを伝える方法として、「メモを渡す」という方法があります。メモに、患者さんがつらいと感じているものの特徴を記しておくのです。それは、身体のどこの部位に起こるのか。口の周りなのか、胸のあたりなのか、太ももなのか、その場所を書いておくのです。またメモには、時間のことも書いておくとよいでしょう。どのくらいの割合で起こるのか。毎日なのか、1週間に2、3回なのか、外出した日に起こるのか、外来診察日の前日だけなのか。さらに、いつも同じ時間帯であるならば、そのことを書いておくことも大切です。朝起きたときに起こるのか、夕方の暗くなり始めた頃に起こるのか、などです。そして、それがどのくらい続くのかも書いておきましょ

う。その症状が一瞬のことなのか、何分間か続くのか、何時間も続くのか、このようなことをメモに書いておくとよいと思います。外来受診のときに主治医にメモを渡すと、今度は主治医が、患者さんが「つらい思いをしている」ことの理由を考えたうえで、どうやってその状態を改善していこうかと提案してくると思います。

　患者さんが言葉やメモで伝えてくれたことは、主治医がこれからの治療を考えるうえで大変参考になります。ですから主治医も、気を悪くするどころか、きっと患者さんに感謝すると思います。

　なお、「次回の外来受診のときに（主治医に）教えてあげて」と書きましたが、症状が強くがまんができないときには、一刻でも早い診療が必要とされます。そのときには、夜間当直業務を行っている病院の担当医師に連絡をとるなどの必要があります。その場合も、先に触れたメモに書くようなことを伝えると、より適切なアドバイスが得られると思います。

【佐藤英樹】

👤家族の思い👤

メモの利用

　短い時間内でスムーズな診察を受けられるよう、前日に、主治医に伝えたいことや治療に関する質問などを本人と話して、家族が代理で紙に書き、メモとしてまとめました。このメモの利用は、治療の初期や医師が交代した際の会話の補助になったと思います。

（64歳　父親）

43　今の薬の種類や量は適切か？

Q　「主治医はいつも同じ処方箋を出すだけで、今の薬の種類や量が適切なのかわからない」という不安があるときはどうすればよいでしょうか。

A　患者さんは現在の処方についてどう思っているのでしょうか。まずはそれを確認する必要があります。「この症状が一向によくならない。だから、薬を変更して、この症状をなくしてほしい」と苦しんでいるのか、それとも、「普段はどうにか毎日を過ごせているけれども、もう少しよくなるのではないか」と感じているのか、「今はとってもよい状態だ。あと少し薬を減らすことができれば大変うれしいのだが」と感じているのか。おそらく、患者さんそれぞれの立場から、内服薬に関する不安、悩みを抱えているのではないかと思います。

一方、主治医はどうなのでしょうか。もちろん、面倒くさいから同じ処方箋を出しているのでもなく、薬の種類や量のことをあまり考えていないから同じ処方箋を出しているわけでもないでしょう。主治医も、何かほかの理由から同じ処方箋を出していることが考えられそうです。そして、患者さんと同様に、内服薬に対してさまざまな思いをめぐらしているのかもしれません。

もし、患者さんが「同じ処方箋を出すだけで、今の薬の種類や量が適切なのかわからない」と感じているのならば、ぜひ、次回の外来で、処方箋が同じになっている理由を主治医に尋ねてみたらよいと思います。同じ処方箋が出されている場合であっても、主治医はさまざまな配慮をしているのかもしれません。また、今の処方箋の内容が絶対に変えられないものである、というわけではないと思います。薬の量に関しては、多少の変更が可能であると主治医が考えているようであれば、ある程度の期限を設けたうえで、慎重に経過を見守ってもらうことも一つの方法でしょう。薬の種類に関しても、場合によっては、何か提案があるかもしれません。

治療環境は、医師と患者さんやその家族などとの共同作業によって初めて成

り立っていくものです。不明な点がある場合には、外来受診の機会を利用して確認してください。

　最後に、ほかの医師に意見を求めるというセカンドオピニオンについて付け加えます。私も、何人かの患者さんから「今の主治医は同じ処方箋を出すだけで、本当に今の薬の種類や量が適切かどうかわからない」という相談を受けたことがありました。その時の経験からいうと、多くの場合はやはり、その患者さんの診療を長く担当している主治医を上回るようなアドバイスは、そう簡単には見つかりませんでした。そうした経験からも、まず、納得のいくまで、現在の主治医に相談することをお勧めします。そして、それでも納得ができないということであれば、セカンドオピニオンを求めてはいかがでしょうか。

【佐藤英樹】

当事者の思い

服薬の大切さとコミュニケーション

　私が発病したのは19歳の頃で、精神科病院に約3年間入院しました。退院後はクラブハウスなどを利用しながら生活しています。

　実際に病気を体験した私が思うことは、いかに病気とうまくお付き合いしていくかが重要だということです。そのためには、服薬をきちんとしながら、日頃通えるような場でリハビリすることが大切だと思います。「もう私は病気ではないから薬をやめよう」などと、自分で判断するのは危険です。主治医やワーカーさん、また家族がいる方は家族とコミュニケーションをとることが大事です。

　コミュニケーションをとることや、自分なりに自分の病気を知り、自分の病気を素直に受け入れて、また病気を治そうという前向きな気持ちをもって生活していくことで、病気とうまくお付き合いしていけると思います。

　私はきちんと服薬をし、日中は施設に通所し規則正しい生活をして、今では仕事もできるようになりました。

（26歳　男性）

44 転院を勧められた…

Q 主治医が転院を勧めるのはなぜでしょうか。また、転院を勧められた場合、どうすればよいでしょうか。

A 医療機関側が患者さんに転院を勧める場合には、どのような意図があるのでしょうか。個々のケースで転院の理由は異なるでしょうから、まずは病院側の真意を確認する必要があります。可能性として高いのは、急性期の治療は終了したけれど、退院できる状態ではないので長期にわたり入院加療が必要な場合です。

精神科の入院病床は大きく分けて、急性期治療（数か月程度）の入院加療を目的としている病棟と、慢性期治療（数か月以上）の入院加療を目的としている病棟に分かれます。昨今、全国的に急性期治療病棟の割合が増加してきています。以前の精神科病院は平均在院日数が長期でしたが、非定型抗精神病薬、新規抗うつ薬、修正型電気けいれん療法（mECT）の出現などにより、入院期間は大幅に短縮してきています。現在、精神科病院は「居場所」「生活の場」という位置づけから、他科と同様に「治療の場」へと変化してきているのです。実際、薬物調整に必要な入院期間は1か月程度ではないかと思います。

欧米諸国の精神科医療は短期入院になっています。日本でも短期入院化が進んだのはよいことですが、欧米諸国ほど退院後のケアシステムが整っていないので、再入院の増加がみられたり、慢性療養型病床の削減が思うように進まないという現状があります。

以前よりも治療技術が進歩し入院期間も短縮したのはよいことですが、それでもなかには長期にわたり入院加療が必要な人がいます。それは、どのような人でしょうか。①症状が重篤な人、②家族、近隣との折り合いが悪い、日常生活能力が低下しているなどの理由により、退院後の環境に適応できる状態ではない人、③高齢で身体合併症のある人、などが多いように思われます。特に急速な社会の高齢化に伴い、③の高齢で身体合併症のある人は急速に増加しています。現状では老人専門病院への入院待機期間は長期にわたりますので、でき

るだけ早めに転院先を探していただくことになります。①②の人に関しても、同様に入院が長期化する人の場合は、患者さん本人もしくは家族に入院当初より転院先を探していただくことがあります。

　患者さん・家族が転院を勧められた際ですが、専門的な知識を十分にもっていない人にとって、転院先を探すという作業は大変です。多くの病院では専属の精神保健福祉士がいますので、相談しながら転院先の病院を紹介してもらうとよいでしょう。また、紹介された病院を見学に行ってみたら、考えていたような病院ではなかったなどの不満が時々ありますので、余裕があれば事前にどのような病院か下見をするのも重要でしょう。

　なお、追記になりますが、欧米諸国では、病院ではなく地域で患者さんを支えるシステム、包括型地域生活支援（ACT：Assertive Community Treatment）があります。医師、看護師、精神保健福祉士などでチームを組んで、重度の患者さんをできるだけ地域で支援する体制です。現在のところ、日本では数か所でしか実施されていませんが、近い将来全国に普及することになるでしょう。そうすれば、慢性期療養型病院への転院を勧められることも少なくなると思います。　　　　　　　　　　　　　　　　　　　　　　　　【今岡岳史】

👤家族の思い👤

兄との別れ…
　罹患して50年という私の兄は、療養のためのベッドはないとのことで転院することになりました。しかし、75歳という高齢と環境の急変の影響もあったのか、転院10日目に突然死…。転院の日、「一緒に昼食をしよう。兄ちゃん、ゆっくり好きなもの食べてね」との言葉に、兄がニッコリ笑って「ありがとう、いつまでも世話になるね」と言ったのが最期でした。ひさしぶりの兄と妹と私の３人揃っての楽しい外食のひとときは、忘れることができません。突然の死、悲しみと怒りを含んだショックはとても筆に表せられません。
　決して、こんなことがあってはなりません！　早期発見、早期介入で的確な医療を受け、少しでも早く社会に出るための方法を駆使し、地域としっかりつながって一歩一歩自らの足で社会に出て、ゆっくりでよい、人間らしい生活を楽しめることの指針がはっきり見える国になってほしいと強く願っています。

（75歳　きょうだい）

45 主治医がころころ替わるのが不安…

Q 主治医がころころ替わることに不安がある場合、どうしたらよいでしょうか。

A 主治医は、一体どのくらいの期間、その病院に勤務しているのでしょうか。2、3か月ということはないでしょうが、半年くらいでしょうか。あるいは1年間くらいでしょうか。そして、主治医が替わるということが、毎年のように繰り返されているのでしょうか。実は、この文章を書いている私自身も、何年間も勤めていた病院からほかの病院へ移った経験があります。ですから、たまたま私が異動する直前に私が担当となった患者さんのなかには、「あの医者はたったの数か月で移っていったよな…」と感じていた方もいらっしゃったかもしれません。申し訳ないことをしたと思います。

主治医がころころ替わるというのは、一体どういう状況なのでしょうか。一番考えられるのは、大学病院のような大きな医療機関の場合でしょう。その場合であれば、主治医は上司から「今度はあそこの病院に勤務して、いろいろ経験を積んできてください」と勧められて異動したのかもしれません。あるいは「あの病院の診療を支援し、そこに勤務している医師の指導もお願いします」と頼まれて、今の病院から異動することもあるのかもしれません。いろいろな状況が考えられそうです。しかし、「それは医者の都合じゃないか…」という声も聞こえてきそうです。患者さんがそのように考えるのも無理のないことで、医療者側としても「仕方がないからあきらめてください」と伝えたいわけでは決してありません。そこで、ここでは、不安・不満のある患者さんに二つほど提案をしてみたいと思います。

一つ目は、この状況を前向きにとらえ直すという提案です。主治医がころころ替わる状態というのは、別の見方をすれば、いろいろな医師が患者さんの診察に携わると考えることもできます。通常、主治医が交代する際は、互いに、これまでの治療経過の確認を行います。ということは、何人もの医師が、患者さんのこれまでの治療状況を踏まえたうえで、新たな目で治療を考えることに

なります。また、さまざまな治療上のアドバイスを受けられる機会があるということでもあります。医師は、皆それぞれ異なった経験を積んでいますから、おそらく多様なアドバイスをくれるのではないでしょうか。さまざまな医師が主治医となることは決して悲観することばかりではないと思います。

　二つ目は、「ころころ替わる」ことのない医療機関に移ることを考えている患者さんに対する提案です。この場合はおそらく、患者さんの地元で、地域診療を堅実に行っているクリニックの医師に外来診察をお願いすることが多くなるのではないかと思われます。そのときは、診療情報提供書が必要となります。これは、患者さんの治療経過や薬の情報がまとめられているものです。現在の主治医に「外来担当医があまり替わらないところに移りたい」という考えを伝え、診療情報提供書の作成をお願いするとよいでしょう。患者さんが「申し訳ない…」とか「いやな感情をもたれたら…」などと思う必要はありません。ためらうことなく相談してください。なお、移った先の医療機関は、入院ができないところであることが多いと思われます。ですから、「入院が必要になった場合」のことも、現在の主治医とよく相談しておくとよいでしょう。

【佐藤英樹】

👤家族の思い👤

患者と医師の信頼関係

　患者は医師に頼れると思ったときに、初めてすべての情報を医師に伝えることになります。信頼できない医師に正確な情報は伝わりません。このことは医師だけでなく、患者にとっても不幸なことです。何を頼りに治療が行われるのか、答えが見つかりません。信頼は両者のテーマだと思います。

（64歳　父親）

46 主治医を替えたい…

Q 病院や主治医を替えたい場合、どう考えればよいでしょうか。また、本人と主治医がよい関係を築ける方法があれば教えてください。

A 主治医とのやりとりのなかで不満や不信をもつことは、多くの患者さんが経験することかと思います。時には、主治医や病院を替えたいと感じることもあるでしょう。そのときはきっと、こころのなかが怒りや悲しみの感情でいっぱいになっていたと思われます。しかし、怒りや悲しみなどの負の感情は、本来あるべき冷静さを失わせてしまうことがあります。負の感情にまかせてあれこれ判断してしまうと、大切な治療のパートナーを失ってしまうかもしれません。まずは、少し気分転換をしてこころを休めたり、しばらく時間をおいたりした後に、あらためて病院や主治医との関係について振り返ることが必要かと思います。

振り返る際には、これまでの経過のなかでの出来事や感情について、「悪かったこと」だけでなく「よかったこと」も含めるのが大切です。よい思い出より悪い思い出、よい感情よりも悪い感情のほうが記憶に強く残りやすいので、意識して「よかったこと」を思い出すことが必要になります。そして、振り返りの作業を終えた後に、あらためて不満や不信の内容やその強さを再確認して、主治医との話し合いに臨みます。いきなり「主治医を替えたい」と言うよりも、きっと建設的な話し合いができるはずです。

また、不満や不信を伝える方法として、病院内にある「医療相談室」や「意見箱・投書箱」を利用する方法もあります。医療相談室では、専門のソーシャルワーカーが相談に対応し、そのときの状況に合わせて利用できる社会制度や社会資源を紹介することになります。意見箱や投書箱の利用は、今すぐの変化は期待できないものの、多くの医療スタッフに対して確実に声を届けることができる手段です。

こころの病に限らないことですが、適切な治療のためには、主治医だけでなく患者さん自身も病気や治療方針を理解して納得する必要があります。病名を

知っているか、その病気はどのような症状がありどのような経過をたどるのか、内服している薬剤名とその効果を知っているか、決められたとおりに内服しているか、治療の目標は何か、など、正しい知識を身につけて適切な治療法を実践するためには、希望や不満、問題点などを主治医とよく話し合い、良好な関係、すなわち信頼関係を築いていくことが大切です。

　患者さんと主治医が信頼関係を築くためのポイントを、二つほど整理しておきます。

❶困っていることや気になっていることをしっかり伝える

　患者さんのなかには、「こんなことを言ったら失礼になるのではないか」「診察時間が気になって言いにくい」「困っていることはあるけれど、病気とは関係ないだろう」などの考えから、主治医からの問いかけに対して、「変わりありません」「問題ないです」とすぐに答えてしまう人がいます。しかし、今の治療方針や服薬から感じたこと、気になる症状や副作用についてなど、主治医に伝えるべき情報はたくさんあるはずです。遠慮せずに伝えることが、その後の治療にも活かされます。私の外来では、メモ書きや日記を毎回持参する患者さんがいます。時間が限られた外来診察のなかでしっかり自分の意見や感想を伝える手段としては、有効な手段の一つといえるのではないのでしょうか。

❷治療方針や治療目標を主治医と共有すること

　適切な治療が行われるためには、患者さんと主治医が同じ方向を向いている必要があります。患者さんは、主治医の説明する治療方針を正しく理解し、納得できるまで話し合うことが大切です。そうすれば、治療への参加意欲が高まり、例えば内服への抵抗が小さくなることにより、治療効果が高まる可能性があります。また、こころの病のほとんどは慢性の経過をたどるので、中長期的な見通しとして、治療的目標やその先の社会的目標を立てることが重要です。患者さん自身の希望や夢を主治医に伝えたうえで具体的な目標を設定することで、より積極的に治療に参加することができるようになると考えます。

【市川　亮】

47 病院でカウンセリング治療はしない？

Q どうして病気になったのか、カウンセリングで探ることはプラスにならないのでしょうか。また、病院でカウンセリング治療が行われていないのはどうしてでしょうか。

A 「どうして病気になったのか」と考えることは自然なことだと思います。こころの病を患ったことを理不尽に感じて「何が悪くて病気になったのだろう」と考えたり、「病気の原因を突き止めて根本的な治療をしたい」と考えたりするのかもしれません。

しかし、こころの病の多くは、はっきりとした原因がわかっていません。発症のきっかけとなるストレスの見当がつくことはありますが、それはいわゆる「引き金」であって、「原因」ではないというのが、現在主流の考え方です（病気の種類にもよります）。

「風邪」にたとえて説明しましょう。風邪を引いた後で振り返ると、「寒いところに長時間いたから」「夏バテで体力が弱っていたから」など思い当たることがあるかもしれません。それらは原因ではなく、「身体へのストレス」という「引き金」だといわれています。つまり、「原因」はわからないのです。このように実際にはよくわかっていないことが多い病気ですが、「引き金」も「原因」もそれほど気にせず、熱や鼻水などの症状を治してほしいという人が多いのではないでしょうか。

こころの病でも、「現在起こっていること」（症状）から治療を始めると有効な場合が多いのは、身体の病気と一緒です。こころの病を「（身体の一部である）脳の病気」と言い換えると、わかりやすいのではないかと思います。

また、過去を振り返ることで得られることもあると思いますが、具合が悪いときに過去に目をやると、嫌な記憶がよみがえりがちになります。過去は変えられませんから、後悔や落ち込みの悪循環に陥ることにもなりかねません。最近の精神療法（心理療法）は、「過去を振り返るよりも、困難を抱えている現在の状況を詳しく把握しましょう」「その状況を変化させるために、今できること

をやっていきましょう」といったように、曖昧な記憶よりも現在を重視するものが多く、その考え方や方法で効果が上がっています。基本的には「原因を探すよりも、現状を分析して、これからどうするかを考えるほうが効果が得られやすい」と考えてもらえればと思います。

では「そのようなカウンセリングを受けたい」「病院でカウンセリング治療が行われていないのはなぜか」ということになると思います。ここでは「毎回長時間実施するタイプのもの」について、治療面と制度面の2点から説明させていただきます。

まず、治療面については、①多くのこころの病で最もよく効くのは薬物療法であること、②精神療法は薬物療法のような厳密さで治療効果（悪くなる場合を含めて）を予測したり検証したりできないリスクがあることがあげられます。また、制度面では、③医師が長時間の精神療法を実施する時間的余裕がないこと、④医師があえて実施しても採算がまったくとれないこと、⑤心理職は国家資格ではないので、保険診療として精神療法（心理療法）をすることができないこと、などが主な理由だと考えられます。

このような困難を抱えつつも、効果が検証されつつある精神療法に関しては、実施できるようにしようという動きが生じてきています。また、「毎回長時間実施するもの」でなければ、精神療法が特に必要な患者さんに対しては、医師が実施していることも実際には比較的多いものです。期待するほどの時間ではなかったり、その患者さんがもっているカウンセリングのイメージと実際に受けているものとが異なっていたりして、「カウンセリングを受けた」という満足感がない場合もありそうです。

【稲森晃一】

48　新薬の治験を受けるには？

Q 新薬の治験について教えてください。また、どのようにすれば治験を受けられるのでしょうか。

A まず、「治験」について簡単に説明をしましょう。新薬が開発され市販されるまでにはいくつもの複雑な過程を経る必要があります。それは、新薬の有効性と安全性を十分に確認する必要があるからです。候補となる薬が開発されると、まずは動物実験が行われ、その後、人での臨床試験が行われます。人の臨床試験についても、まずは健常人のボランティアで安全性を確認し、その後、実際に患者さんのなかから希望者を募り、有効性と安全性が確認されることになります。おそらく質問の内容は、この最後の過程への参加についてだと思います。

　臨床試験、いわゆる治験は実験の一つなので、その目的のもとに一定のルールのなかで行われます。まず、参加希望の患者さんが治験への参加者としてふさわしいことが絶対条件です。治験に参加される患者さんは、その治療薬が投与されるべき多くの患者さんたちの「代表選手」とみなされるわけですから、診断が典型的でなかったり、症状が軽症すぎたり、または重症すぎたり、著しい合併症があったりすると参加できない場合があります。

　さらに近年の治験は、「二重盲検試験」という形がとられることがしばしばあります。つまり、治験に参加した際に一定の割合の患者さんには実際の治験薬ではなく、プラセボ（偽薬）が投与されることになっています。プラセボには、従来から市販されている別の薬が対照薬として使用されることもありますし、まったく薬の成分が入っていないものが使用されることもあります。実薬かプラセボかは、患者さんにも医療者にもわからないようになっています。なぜこのようなことをするかというと、近年薬の開発段階においてプラセボ効果（実際には薬効がないのに薬を飲んだために「効いた気がする」と感じたり、実薬を飲んでいないのに「副作用が出た気がする」と感じたりしてしまうこと）は無視することができないほど影響が大きいことがわかってきており、治験の段

階においてプラセボ効果を除外できる治験デザインをすることが求められているからです。

　問題なく治験に参加ができた際には、新薬の効果や副作用がないかを定期的にチェックするために、普段よりもこまめに受診をして症状の確認や検査を行う必要があります。たいていの場合、治験のために発生する受診料や検査の料金、交通費は製薬会社が負担します。

　さて、このような治験がどこで受けられるかというと、残念ながら現在のところ、全国の患者さんを最もふさわしい治験薬にめぐり合わせる「治験ネットワーク」といえるようなシステムは存在しません。今のところは患者さんが自身で治験を行っている医療機関を探しあてていただくしかないのが現状です。しかしながら、日本では多くの病院で何らかの治験が行われていますし、入院や大がかりな検査機器が不要なものは診療所でも実施されています。患者さんが今かかっている医療機関があるのであれば、まずは主治医に問い合わせをしてみるのが最善だと思います。仮にそこで病状に見合う治験が行われていなくても、適当な医療機関を紹介してもらえる可能性があります。ただし、一般的に日本では治験のことをまだまだ「人体実験」だと誤解する向きが強く、医師も患者さんに対して治験の話をもち出すことを躊躇しがちなので、「自らが治験を希望する」ということをはっきりと申し出ることが大切です。

　最後に、最も忘れてはならないことは、治験の参加はあくまでも患者さん本人の自由意志に委ねられているということです。

【岡崎光俊】

家族の思い

「薬」についてもっと知る
　過去の精神科治療の大きな課題が、「薬」だけに依存する治療だったことではないでしょうか。治療方法の進歩が最も遅れている医学が精神科だとの評価もあります。「薬」については、単一化や量の削減などについて、もっと本人・家族自身が学ぶべきだと思います。本人や家族が「薬」の情報を共有化することなども、医学の進歩に貢献すると信じています。
（64歳　父親）

49　ACTとは？

Q 最近話題になっているACTとは、どのようなものでしょうか。ACTや訪問支援（アウトリーチ）を受けてみたいという患者さんがいるのですが…。

A　ACT（アクト）とはAssertive Community Treatment（包括型地域生活支援）を略した言葉で、直訳すると「積極的な地域での支援」という意味になります。ここでいう「積極的」とは、スタッフがオフィスや病院で利用者を待つのではなく、スタッフのほうから利用者宅や地域・街に積極的に訪問支援（アウトリーチ）でかかわっていこう、という意味が込められています。

　通常の医療や福祉の支援では、利用者や家族は、その支援の行われる場所に自分から行かねばなりせん。しかし統合失調症や双極性障害（躁うつ病）など重い精神障害のある人は、症状やひきこもりなどでそうした場所に行くことが困難な場合が多いものです。ACTはそうした既存のサービスの利用が難しい重い精神障害のある人に支援を届けるために、欧米でつくられた仕組みです。

　アウトリーチ支援を軸に、ACTには次のような特徴があります。①地域生活のなかでは「働きたい」「身体の調子が気になる」「住まい探し」などさまざまなニーズがあるものです。ACTではこれらの多様なニーズに、看護師、精神保健福祉士、作業療法士、就労の専門家、精神科医など、多職種チームで対応します。②頻繁な訪問を行えるよう１人のスタッフが担当する利用者を10人以下程度にします。③外部のサービスを紹介するのではなく、チームが責任をもって必要な支援を直接提供します。④誰でも支援ができるようスタッフ全員が利用者の情報を共有します。⑤緊急時にも対応できるよう夜間にも電話がつながるなどの24時間365日の体制を組みます。⑥安定かつ継続的なサービスを提供するため、原則的に利用期限を定めません。

　日本では、2002（平成14）年に厚生労働省の研究として千葉県市川市で始められ、2014（平成26）年には全国で20以上のチームが活動するなど広がりをみせています。ただし現時点では、ACTは国の医療制度における位置づけが弱

いため事業所数は十分ではなく、今後のさらなる普及が期待されます。「ACT全国ネットワーク」のホームページ（http://assertivecommunitytreatment.jp/）で事業所情報を閲覧できますので、地域の情報を確認してみてください。

なお、ACTがなくても、ほかの訪問支援が地域に存在する場合もあります。病院等では、看護師を中心に利用者の療養生活を医学的な観点を踏まえて支える「訪問看護」が広く行われています。また、障害者の日常生活及び社会生活を総合的に支援するための法律（障害者総合支援法）による福祉サービスとして、「ホームヘルプ（居宅介護）」や「生活訓練」における訪問支援を行っている事業所もあります。ホームヘルプでは家事支援を中心に行い、「生活訓練」では地域生活のためのスキルを伸ばす支援を行っています。

以下の表に訪問支援の特徴をまとめました。

こうした訪問系の支援は少しずつ広がってきていますが、事業所・医療機関による違いや特色があります。支援者は、地域での訪問支援の状況をとりまとめておくとよいかと思います。

●ACTを含むさまざまな訪問支援の特徴●

	多職種でのかかわり	24時間365日対応	頻繁な訪問	医療的な支援	日常生活の支援	全国の事業所数
ACT	○	○	○	○	○	少ない
訪問看護	△	△	△	○	△	多い
訪問による生活訓練	×	△	△	×	○（生活スキルを伸ばす）	少ない
ホームヘルプ（居宅介護）	×	×	△	×	○（家事支援）	多い

注）○：行っている、△：事業所による、×：基本的には行っていない

【吉田光爾】

50　チーム医療とは？

Q 最近、チーム医療という言葉をよく聞きますが、どのようなものなのでしょうか。教えてください。また、具体的に病院では、どのようにチーム医療が行われているのでしょうか。

A　一般に医療現場のスタッフというと、医師を頂点としたピラミッド構造が思い浮かびます。医師は医学教育を受けてきた専門家ですし、法律上も医療の最終責任を負います。ほかの医療職が「医師の診療補助職」と位置づけられているために、どうしても医師の判断・裁量権が大きくなりがちなのは事実です。

　しかし、こころの病について考えると、薬物療法等の治療によって症状を軽減するだけでは問題が解決しないことがたくさんあります。病気によって、さまざまな日常生活の困難や社会参加していくうえでの「障害」が生じるからです。単に病気の治療という医学的な処置を施せばすむのであれば、医師の指示どおりに医療スタッフが動けばよいのですが、複雑に絡み合った生活上の課題を解決していくためには、医師一人の力では限界があります。さまざまな専門職が互いの専門性を活かして協力し合い、一人の患者さんのために支援を組む「チーム医療」がどうしても必要になってきます。

　このために、精神科では早くから「チームケア」が目指されてきています。精神科の病院には、医師や看護師をはじめとして、精神保健福祉士や作業療法士、臨床心理技術者、薬剤師、栄養士、医療事務職など、さまざまな職種が働いています。それぞれが専門職として自分の仕事をしていればよいということではなく、医師をチームリーダーとしつつ、多領域・多職種の異なる専門家がチームを組んでサービスを提供する「多分野協働チーム」が当たり前になってきています。精神科のデイケアや入院病棟では、いろいろな職種のスタッフが協働して仕事をすることを前提として、診療報酬上も多職種のスタッフ配置が義務づけられています。

　さらに近年では、それぞれの専門職が医師を含めて全員対等な関係で、それ

それの専門分野の見方やかかわり方を調整・統合して、さまざまなケアを提供する「統合チーム」のあり方が目指されています。医師は医療上の責任は負いますが、必ずしもチームリーダーというわけではなく、薬物療法を中心とした治療を担当します。患者さんのニーズに応じて支援の力点を変え、社会生活をしていくうえでの環境調整を担う精神保健福祉士がチームリーダーになることもあります。

　チーム医療・チームケアの要になるのは、各専門職が参加して行うカンファレンスです。また、病院の多職種チームと地域の多機関の人が参加し、患者さんや家族と一緒に今後の方針を検討する「ケア会議」の場です。以前は、医師の病状判断だけで退院日が決まるなど、専門職主導でいろいろなことが決められていましたが、現在では患者さん本人や関係者に参加してもらって、その意思を尊重しながら一緒に治療方針や将来の生活設計を考えるのが当たり前になってきています。

　当事者こそチームの一員であるという考えが、徐々に浸透してきているといってよいでしょう。病院で「患者さん」と呼ばれる人々が、単に病気の治療を受けるだけの「患者」ではなく、いろいろな人とかかわりをもちながら社会で生活する一人の「生活者」であり、病気はその人の生活の一部でしかないという医療スタッフの意識の変化が背景にあります。このことは、精神科にとどまらず、高齢者の在宅療養支援現場でも当たり前の感覚になりつつあります。

　しかし、そうはいっても、いまだに医師を頂点とするピラミッド構造が明確で、看護師や精神保健福祉士などの他職種が医師の顔色をうかがいながら仕事をしている病院も多くあるのは事実です。ユーザーである患者さんや家族の目から見れば、どれだけいろいろな専門職の意見が尊重された病院になっているのか、すぐにわかるはずです。患者さん・家族も、また各専門職も、それぞれチーム医療・チームケアがきちんと展開されている病院といえるかどうか、ぜひ評価してみてください。

【古屋龍太】

51 セカンドオピニオン

Q セカンドオピニオンを受けたいとの相談がありました。こころの病においてセカンドオピニオンはどのように活用すればよいでしょうか。

A 　セカンドオピニオンとは、主治医以外の医師による医療に関する助言のことをいいます。主治医を替えてしまうことではありません。その場合は転医といいます。セカンドオピニオンには、主治医が必要性を認めて患者の同意を得て行う場合と、患者側からの要望だけで行う場合があります。なお、どちらの場合も、基本的には紹介状（診療情報提供書）が必要とされます。この診療情報提供書に記載されるのは、「いつからどのような症状があって、その原因となる病名を何々と診断したので、どのような医療（薬については種類、分量、投与期間等）を行ってきました」というものです。診療情報提供書がないと、診察で現在の表面的状態はみえても、どうしてそのようになっているのか、その背景がわからないのです。

　ところで、このような診療情報提供書を現在の主治医に書いてもらうのは不信感を表明しているようで気がひける、という患者さんがときどきいらっしゃいます。しかし、国は診療情報提供書の作成を医療保障の給付と認めていて、主治医が必要性を認めた場合も、患者側の要望だけの場合も、いわゆる「保険扱い」となっています。これは、医療というものが一方的に医療の専門家によって与えられるものではなく、患者側が主体的に選択していくものという社会的な理解があるからです。そして、セカンドオピニオンをもらって戻ってきた患者さんや家族の希望については、その後の治療計画に十分に反映させることとされています。しかも「保険扱い」ですから、一般的には通常の診断書よりもかなり安く作成してもらえます。しかし、これに対して、セカンドオピニオンそのものは、治療ではなく意見を聞くだけなので、健康診断と同じように「自費扱い」とされています。料金設定は、各医療機関等によって異なります。

　さて、こころの病において、セカンドオピニオンはどのように活用するのがよいでしょうか。身体疾患では、身体の状態を客観的なデータで把握できるこ

とが多いです。例えば、血液検査であるとかレントゲンやCT（コンピューター断層撮影）・MRI（磁気共鳴画像）などの画像によるデータによって状態を把握して、医療内容を判断していきます。これに対して、こころの病では、客観的なデータをとることが困難なことがよくあります。このようなものに対してセカンドオピニオンを求められても、なかなか断言することができません。また、処方された薬剤の内容についてセカンドオピニオンを希望したいという人が時々いらっしゃいます。しかし、薬剤に関しては、精神状態・身体状態の経過を把握しつつ調整していくものなので、主治医のほうが、初対面で断面的な状態をみるセカンドオピニオンの医師よりも、一般的には適切な判断が期待できると思われます。

精神科では、客観的なデータによってある程度の判断のできる、てんかん、睡眠障害、認知症のセカンドオピニオンであればうまく活用できるでしょう。

このようなセカンドオピニオンができる医療機関は、必ずしも客観的なデータをとれる検査機器を自ら持っている大病院には限りません。クリニックなどでも、こうしたデータを入手して、それをもとに診断を行っているところはあります。ただし、いずれにしてもセカンドオピニオンのためには、客観的データがないと判断困難です。

なお、あらためて客観的データをとろうとする場合は、いったん検査設備の整った医療機関に転医をして、そこで検査を実施して治療方針を確定させてから紹介元に戻ることもあります。その場合、上記の疾患のほかに、大うつ病性障害と双極性障害（躁うつ病）、統合失調症圏について鑑別診断補助をする光トポグラフィー検査を行っている医療機関もあります。　　　　【漆畑眞人】

👪 家族の思い 👪

意見箱

　患者の意見を聴こうとしない病院は、とり残される時代になっていると思います。例えば、よいお店には意見箱がありますが、今の病院にはそのような姿勢がありますか。あれば質問などをしてみてはいかがでしょうか。一方で、患者や家族にも努力が求められます。同様に自問してみてはいかがでしょうか。患者や家族が改善すべき点も必ずあるはずです。

（64歳　父親）

👤 家族の思い 👤

勝手に心配していてばかみたい…

　16年前に娘が退院した当時のことを思い出すと、無気力で、朝は目覚ましが5、6個鳴りっぱなし、根負けして私が毎日止めていました。朝食は部屋に運び、下げに行っても手がついていないときは、今日は調子がよくないのかなと思い、虚しくなりました。娘は一日中何をするでもなく、ベッドの中におり、せめて昼食と夕食は家族揃って食べるようにいろいろと話しかけてみるのですが、ほとんど会話になりませんでした。このまま何もさせずにいては本人のためにもよくないと気づき、メモを書いて買い物に行かせたり、食事の後の食器洗いをさせるようにしました。もちろん、すんなりとはいきませんでしたが、買い物をしてくれた時はとてもうれしくて、感謝していることを何度も伝えました。徐々に身の回りのことができるようになり、退院から3年たったある時、主治医からクラブハウスに行ってみてはと勧められ、娘と2人で見学に行きました。

　親の私はクラブハウスに入会できたとうれしく思っていましたが、当初、娘は乗り気ではないようでした。しかし、何度も強く勧めているうちに、娘も毎日毎日家でゴロゴロしていてはしょうがないと気づいたのか、通い出しました。通い出したらほとんど休まず行けるようになり、しばらくはとても疲れたようでしたが、少しずつ表情も明るくなり、ほっとしました。クラブハウスでは、午前9時から午後4時30分まで、パソコンと翻訳の仕事をしていたようでした。

　クラブハウスに通い出してから2年がたち、一般就労につなげるため、企業の事務所掃除を週3日休まず続け、ほかのメンバーとの交代のため3年で終わりました。

　その後、娘から、これから先のことを考えて精神保健福祉の勉強をしたいから通信教育のある大学に進みたいと相談があって、両親で応援するから頑張りなさいと励ましました。入学後、スクーリングで2週間ほど家を空けることがあり、「朝ちゃんと起きられたかしら、食事はちゃんと摂っているかしら」と心配をしましたが、元気な声で「ただいま」と言って玄関に現れた姿を見てほっとしました。いつまでも以前のことを引きずって、勝手に心配していてばかみたいと思いました。4年間の大学生活も過ぎ、やれやれと思っていたら、もっと深く勉強したいといって研究者の道に進んでいます。

　娘は、今でも無理をすると2日くらい寝込んでしまうこともありますが、「自分で選んだ道だから自分が頑張るしかない」と、心から応援しています。ゴロゴロしていた頃のことを考えると、本人はさぞかし、もどかしく、切なかったと思います。回復の早い人、遅い人がありますが、親は、焦らず、ただただ見守っているしかないのだと思っています。

（72歳　母親）

第5章

地域生活を継続するために

～本人・家族・支援者が気をつけること～

Q52～Q69

52 退院前後に気をつけること

Q 退院前後の患者さんにかかわる家族が気をつけなければならないこと、すべきことなどがあれば、教えてください。

A どのようなこころの病であれ、患者さんは退院前後に焦りが出やすいものです。急に不眠がちになったり、突然「退院後すぐに働く」と言い出したり、入院中は飲めなかったお酒を家に帰るとすぐに飲み出したり、夜ふかししたりと、身体もこころもリズムが乱れがちになります。家族が同居している場合は、できるだけ退院後も入院中に近い生活パターンを守るように促してください。特に規則的な睡眠、食事、治療薬の内服といった基本的な日常のリズムを守ることは、退院後の病状安定のために何よりも重要です。どうしても夜眠れないときや日中不安が強いときなどは、昼夜逆転に陥らないよう、適宜「眠れないとき」や「不安なとき」に頓服薬を使用することを本人に勧めてみるとよいでしょう。ただし、頓服薬を使う回数が1日数回にとどまらず、あまりに多いようなら、早めに外来を受診し、定時で飲む薬の調整が必要です。

本人の退院後、「少しくらいなら」と安易に家族が飲酒を許容することも大変危険です。統合失調症の患者さんの場合、アルコールを飲むことで幻覚妄想症状が悪化したり、精神科治療薬の服用をさぼってしまう危険性が高まったりすることが知られています。うつ病の患者さんでは、アルコールによって抗うつ薬の効果が弱まってしまいますし、習慣飲酒によってやがて夜の睡眠の質も低下していきます。

退院後の生活に関する家族の助言に本人が聞く耳をもたなかったとしても、むきになって本人を責めたりする必要はありません。かえって本人の調子を悪化させてしまうだけです。むしろ本人の生活のどの部分が乱れ始めているのか、いつ頃から始まったのか、などについて記録をとっておき、次回外来受診時に、あるいは緊急時には電話で担当医に報告してください。そうすることで、いち早く担当医が本人の問題点に気づくことができ、その後の治療方針を決定する際に大変役立ちます。家族だけでは本人の病状観察が難しい場合、主治医に訪

問看護の導入が可能かどうか、検討してもらうとよいでしょう。

　統合失調症の患者さんの場合、ひきこもりや生活の乱れを予防するため、退院時にデイケアや地域活動支援センター、あるいは作業所などへの通所を主治医から提案されることもしばしばあります。できるだけ自宅にひきこもらないように、家族からも積極的に本人に対して通所を勧めてもらうと効果的です。どこにも通っていないのに、ただ漫然と小遣いを渡す、といった家族の対応は問題です。ますます本人は自宅で好きな物を買ったり食べたりしているだけの生活に満足してしまい、ひきこもり状態の改善は見込めないでしょう。小遣いを渡す場合は、デイケアなどに通ったり、少なくとも家事を手伝ったりするなど、何らかの活動を前提条件にするべきです。

　うつ病の患者さんの場合、退院後は「もう元気になったのだから」と社会復帰を焦って、急に家事や仕事の量を増やしがちです。しかし実際にはまだ病み上がりの状態ですから、すぐに疲れてしまい、結局はうつ状態が再燃してしまうことも稀ではありません。本人が突っ走らないように、家族がブレーキ役となってあげる必要があります。原則として、退院直後は患者さん本人が「ちょっともの足りない」「もう少しできるのに」と感じる程度の生活を送るのがちょうどよいものです。

　上で述べた以外のこころの病についても、退院後の病状安定のために、家族は重要な役割を果たしています。家族自身の孤立を防ぎ、正しい知識を得るためには、病院や保健所、精神保健福祉センターで開催されている家族教室や家族会に参加するとよいでしょう。

【小林桜児】

53　家族の緊急事態には？

Q 地域で暮らす患者さんの家族に緊急事態が生じたときには、病院や施設に一時入院・入所することは可能でしょうか。

A こころの病のある人が家族などの支えを得て生活しているなか、その家族が事故や健康上の問題などでこころの病のある人の生活を支えられなくなることがあります。こころの病のある人のなかには、家族の支えを失うことで生活に困ったり薬物治療が乱れたりする心配がある人がいます。急な対応は難しいことが多く、あらかじめ対策を考えておきましょう。

まず、障害者の日常生活及び社会生活を総合的に支援するための法律（障害者総合支援法）に定められている障害福祉サービスのなかの介護給付の一つとして、施設での短期入所（ショートステイ）があります。市区町村の障害福祉を担当する窓口で相談するとよいでしょう。ただし、その枠には限りがあり、緊急での利用が困難なことも少なくありません。利用が見込まれるのであれば、あらかじめ相談しておくことをお勧めします。

また、一時的な保護を目的に入院することも可能ではあります。ただ、重要なことは「一時的」であるということです。病院の第一の役割は「治療」であり、保護は治療とは異なります。かつては何年、何十年という長期入院がよく行われました。それは治療ではなく、さらに保護という域を越えて、病院に「住む」といえるほどのものでした。しかし、近年ではそのような長期入院が世界的に減っており、日本でも長期入院を減らすことが国家的な課題とされています。こころの病のある人でも、病院ではなく地域で生活することが前提になっています。そのため、長期入院を受け入れる病院は非常に少なくなっており、まずないものだと思ってあたるべきでしょう。

そして、1〜3か月以内の入院期間を前提とした病院が増えています。ですから、家族が緊急事態に陥ったときに、こころの病のある人の保護を目的に入院を利用することは可能ですが、短期間にとどめることが大切です。明らかに長期間の入院が必要だと見込まれる場合、あるいは入院が短期間ですむ見込み

が立たない場合には、病院に入院を断られることもあります。こころの病のある人の保護を病院に依頼する際には、その保護が短期間ですむ見通しを立ててそれを説明するように努めましょう。例えば、家族が入院するのであれば、予定されるその入院期間を病院側に示すとよいでしょう。

　こころの病のある人を、家族が受け入れる見通しが立たない場合、あるいは受け入れまでに長期間を要すると見込まれる場合には困難が予測されます。そうでなくとも緊急事態が起きたらすみやかに、こころの病のある人を再び自宅で支えて生活を送れるよう対策を講じる必要があります。昔に比べて長期入院が減った代わりに、最近では地域で生活を支える助けになる人がたくさんいます。もちろん主治医には相談すべきですし、病院のケースワーカーあるいはソーシャルワーカーと呼ばれる相談業務の担当者、市区町村の障害福祉の担当者、地域活動支援センターの職員など相談できる人はたくさんいるはずです。

　以上のように、緊急事態で家族の支えを失ったこころの病のある人を病院や施設で短期間保護することは可能です。しかし、家庭での生活を再開する対策をすみやかに始めることが大切であり、家族はできるだけ事前に有事に備えて周りの人々や関係者に相談をしておくのがよいでしょう。また、支援者は、家族からのそのような相談に応えられるよう、日頃から体制を整えておくことが必要です。

【松崎朝樹】

■家族の思い■

急用ができたときに息子は…

　36歳の統合失調症の息子と60歳代の両親の3人で暮らしていますが、7、8年前のあるとき、急用ができて1日家を留守にしなければならなくなり、息子をどうするか、初めてのことで途方にくれました。息子が通所していた事業所は土曜日で利用不可能とのことでした。そこで市役所に相談すると、ある短期入所施設を紹介され、1日息子を預かってもらえました。たしか、午前10時から午後5時まで預かってもらったと思います。費用は有償で1時間1000円＋交通費でした。

　また、私が手術のため1か月ほどの入院が必要となったときには、前もって入院期間がわかっていたこともあり、主治医に相談して、その間息子は入院することができました。息子にはひどい幻聴と独語があり、看てもらうには専門の知識をもっている人が必要になるので、日頃から主治医とは、何でも相談にのってもらえるようなよい関係をできるだけ保っていきたいと思っています。

(68歳　母親)

54 薬を拒否する人には…

Q 薬を拒否する場合、家族や支援者はどのようにかかわればよいのでしょうか。また、病気を否認する本人の代わりに家族が受診し、密かに服薬させている一家がいますが、問題はないのでしょうか。

A 統合失調症や双極性障害（躁うつ病）など、多くのこころの病の治療では薬が必要不可欠です。薬をやめれば、数日から数か月後には症状が強まり再発します。再発は病状を進行させ、症状が残ったり、能力が低下したり、症状が強くなったりと、改善までにより長い時間を要したりします。薬の中断は、非常に大きな問題です。

　本人が薬を拒むと周りは気をもみ、苛立つものです。しかし、大切なことは本人と対立することではなく、薬を拒む理由に耳を傾け気持ちに共感を示し、解決を試みることです。本人が病気を知らずにいることがありますが、病気を知らなければ、薬の必要性の理解は困難です。本人が病名を知るべきです。病名を本人が理解しないときにも、「ドパミンが過剰になる体質」などの理解を得たいものです。

　また、精神病者として扱われることを拒み、その結果として薬を拒むこともあります。家族や支援者は、病気を抱えて生きる本人の苦悩に寄り添い、その苦悩を分かち合いたいものです。こころの病を過度に否定的にとらえている人には、適切な治療を続ければ過度な悲観は不要であることを伝えましょう。

　薬の必要性を理解せず、気のもち方や民間療法、整体、漢方などの効果を過度に期待している人もいます。主治医から「薬が必要です」と聞くだけでは、服薬を続ける動機づけとして不十分なのです。患者さんは服薬を継続する意義について学び、理解する必要があります。インターネットで情報を得ることも可能ですし、冊子などの資料を病院などで入手するのもよいでしょうし、その病気についての本が家にあるとなおよいでしょう。家族や支援者はそのための情報提供を積極的に行うことが大切です。

　しかし、病気や薬の理解や受容がどうしても進まないこともあります。そのときにも、薬を拒み続けることで症状に苦しむことや、勤務や登校などの社会

第5章 地域生活を継続するために

活動に支障をきたすことが危惧されること、入院の必要性が生じる可能性があることは伝えておきましょう。

また、患者さんが副作用を嫌っていることもあります。その場合は、薬の種類や量の調整、併用薬で副作用を軽減できることもあります。ただ、副作用をゼロにできないこともあるため、周囲は本人の副作用の苦しみについて共感的に対応すべきでしょう。服薬の手間や、服薬を人に見られることを嫌う人もいます。その場合は、服薬回数やタイミングの調整などの工夫ができるかもしれません。いずれにしても、主治医とよく相談することが大切です。

そして、「飲む」ばかりが薬物治療ではありません。2週間あるいは4週間ごとの注射で安定した効果が得られる持効性注射剤（デポ剤）もあります。人によっては飲み薬を使わずに定期的な注射だけで薬物治療の継続が可能です。

また、家族が薬を管理し、服薬に立ち会う習慣をつくると、より安定した薬物治療の継続が可能になります。服薬は本人の健康のためであると同時に、家族の安心にもつながるものです。服薬しないときに怒るよりは、毎日当たり前に服薬できているときに評価、称賛することのほうがよいでしょう。

家族が密かに飲食物の中に薬を入れて薬物治療が行われることがあります。その是非については議論の余地がありますが、原則的には認められません。第一に、人権上の問題があります。さらに、本人が知らないうちに治療が進み、薬物治療と改善や維持、治療中断と悪化といった因果関係を理解する機会が失われ、長期的な治療が行き詰まります。通院が可能になるまでの一時的措置として容認されることはありますが、継続的に行われることは認められません。

薬物治療を続けないとしても、せめて病院への通院は続けるようにしましょう。病院で主治医とかかわり続けるなかで薬物治療が再開されるチャンスが残ります。本人が通院をしなかったとしても、せめて家族だけでも通院を続けましょう。治療を再開せずにいれば、患者さんはいずれ悪化し再発します。患者さんだけでなく周囲もその対策について主治医と相談しておきましょう。場合によっては、早めに入院して薬物治療を再開することも考えられます。

さまざまなことを書きましたが、最初にすべきことは患者さん本人が薬を拒む理由を確認することです。そして、薬の拒絶という選択は否定してもその気持ちは否定せずに寄り添うことが重要です。

【松崎朝樹】

55 再発の前触れ・兆しと気をつけるポイント

Q こころの病の再発の前触れや兆しには、どのようなものがありますか。具体的に教えてください。また、家族や支援者が気をつけるべきポイントはありますか。

A 再発しやすい病気として統合失調症があります。ここでは、統合失調症を例にして説明したいと思います。統合失調症は精神的なストレスなどがきっかけで再発することがあり、明らかな原因やきっかけがなくても再発することがあります。また、薬物治療が乱れれば必ず再発します。再発した際にはできるだけ早く、程度が軽いうちに対応したいものですし、できれば再発を未然に防ぎたいものです。再発には前触れや兆し（徴候）があることがあり、これは早期警告サイン（Early Warning Sign：EWS）と呼ばれます。その前触れや兆しに注目しておくことは有用な対策の一つといえるでしょう。

再発の前触れや兆しとして、よくある症状をあげてみましょう。再発の前触れや兆しとして不眠が生じる人がいます。寝つきが悪くなったり、夜中に目が覚めたり、早く目が覚めてしまったりすることがあります。そのようなときには、ただ主治医に睡眠薬を処方してもらうよりも、抗精神病薬による治療のほうがよいこともあるでしょう。

また、消えていた幻聴などの幻覚が生じたら悪化のサインかもしれませんし、そこまでいかずとも感覚の過敏性が生じることもあります。周囲の物音や目に入る光や物に対して過敏に感じることがあり、これが再発の前触れや兆しであることもあります。妄想とは、事実とは異なった誤った考えを確信することを指しますが、確信には至らずとも事実とは異なった考えがよぎることがあり、これは「念慮」と呼ばれます。周りが自分を見ているような気がしたり、周りの物事が自分と関係しているように感じたり、そのような念慮が悪化するのであれば妄想に至る可能性があり、再発の前触れや兆しである可能性があります。

ほかにも、ある人は周囲に怯えて、ある人は意欲が低下して、外出を嫌がり閉じこもりがちになることがあり、これも再発の前触れや兆しである可能性が

あります。さまざまなことに対して、あるいは漠然とした不安が生じること、イライラして怒りっぽくなることもあります。そのような情動の不安定性が再発の前触れや兆しであることがありますので、注意したいものです。

統合失調症にはさまざまなタイプがあり、その症状は人によってさまざまです。再発の前触れや兆しもまた人によってさまざまです。しかし、その人が初めて統合失調症を発症したときの症状は参考になります。最初に発症したとき、一度にすべての症状が生じたわけではなかったはずです。最初は病気だとは気づかない程度の症状から始まり、やがて病気だと確信するだけの症状が生じたことでしょう。再発の際にも似た経過をたどることが多いものです。ですから、初めて発症したときの経過について、本人と家族・支援者で主観的・客観的な症状を確認しておくとよいでしょう。

再発しやすいタイミングとしては、こころのストレスが強まったとき、ストレスでなくとも大きな出来事があるときが考えられます。身の周りの人の不幸や自分の就職や結婚など、何か出来事があった際には特に前触れや兆しの有無に注意しておきましょう。

患者さん本人が自分自身で再発の前触れや兆しに気をつけることは非常によいでしょうし、家族・支援者も客観的な視点から気をつけておくことでよりよい対策をとることができるでしょう。再発の前触れや兆しに気づいたら早めに対策をとりたいものです。不調なときに追加する薬、なかでも抗精神病薬を使うのも一つの手です。一時的にでも薬を増やしたほうがよいのかもしれません。患者さんだけでなく家族や支援者も含めて、主治医とそれが本当に再発のサインなのか、そしてとるべき対策についてよく相談するようにしましょう。

【松崎朝樹】

> **👤 家族の思い 👤**
>
> **自動思考**
> 　統合失調症の特徴の一つとして、極端に考え方が偏る「自動思考」というものがあります。息子とかかわるなかで、この偏りを気づかせることを綿々と継続しなければいけないと学びました。自動思考の中に自殺念慮という偏った考え方も含まれています。今を楽しく、希望をもって普通に生きることを、本人といつも毎日のように話し合い続けています。
> 　　　　　　　　　　　　　　　　　　　　　　　　　　　　（64歳　父親）

56　昼夜逆転した生活をしている…

Q 家から一歩も出ず、昼夜逆転の生活に陥っているという患者さんの家族から電話相談を受けました。支援者として、どのように対応すべきでしょうか。

A 　患者さんが家から一歩も出ず、昼夜逆転の生活に陥っているケースでは、家族は心配していたり、どう対応したらよいかわからなくなって悩んだりしていることが多いものです。支援者は、まずは家族から、患者さんの年齢や生活状況、精神科受診歴、医学的な診断を受けているか、投薬を受けているか、現在の状態に至ったきっかけや経緯、その他の症状など、必要な情報を得ましょう。統合失調症や気分（感情）障害、その他のこころの病についての知識が、状況を推察するのに役に立つかもしれません。

　電話相談の場合は、家族を通じて、患者さんに「とても心配している」ことを伝えてもらい、家族から精神科の受診を提案してもらいます。若い患者さんでは、統合失調症の前駆状態であったり、すでに幻聴や妄想によって一人で苦しんでいることもあると思います。その場合は、家族も理解できない、不自然な言動がみられることも多いものです。

　また最近では、気分障害や何らかのパーソナリティ障害、アルコール依存症などで昼夜逆転に陥っているケースもよくあります。希死念慮について確認し、状況に応じて適切な対応が必要となります。本人が来院するのがベストですが、どうしても無理であれば、家族だけでも精神科に相談するのがよいと思います。

　すでに精神科を受診していて何らかの診断を受けている場合は、投薬を受けているか、薬の服用がしっかりできているかを確認します。特に統合失調症の場合は、薬の飲み忘れが病状に大きく影響します。副作用などを理由に、患者さんが服薬を自己判断でやめてしまうケースは退院後徐々に多くなるといわれています。この場合は、服薬を再開する、薬を一時的に増やす、種類を変える、睡眠薬を使って睡眠リズムを整えるなどで、現状を改善することができるかもしれません。

統合失調症の慢性期の場合は、無気力、閉じこもりがち、無為になり、それ自体が症状として進行していくこともあります。あるいは、うつ病においても、やる気が出ない、おっくうで動きたくない、眠れないなどの理由で、自宅にひきこもり、昼夜逆転してしまうこともあります。あるいは、挫折体験や慢性的なストレスが関与しているかもしれません。その理由によっても、それぞれに応じた対応が必要になるでしょう。

また、ほかにも本人にとって何か変わったことはなかったか、家族との関係はどうか、デイケアや作業所（地域活動支援センター）、職場や学校など、本人にとって日中の居場所はあるかどうか、そこではどのように過ごしていたのか、何かストレスとなるようなことはなかったか、などの情報も聞いておくと役に立ちます。こころの病のある人は、うまく誰かに相談することができずに、孤立してしまいがちです。何かの理由で自信や生きがいをなくしたり、うまくいかないことが続いてひきこもったりして孤立感を深めているのであれば、周囲のサポートで何かできることがあるかもしれません。

最近では、看護師や精神保健福祉士などのさまざまな専門職が、重い精神障害のある人が住み慣れた場所で安心して過ごせるようにチームで支援する取組み（包括型地域生活支援（ACT）プログラムなど）も始まっています。支援者としては、家族が自分たちだけで抱え込まず、身近にいる主治医や専門職チームに相談しながら、薬物治療、心理社会的な治療、周囲の環境調整等、いろいろな方法を使って対応していけるように支援していきましょう。

【白戸あゆみ】

👤 家族の思い 👤

息子が昼夜逆転の生活をしていたときは…

　早朝に紅茶やコーヒーを淹れて一緒に飲み、ゆっくりした時間をつくり習慣化する。午前中だけでも一緒に過ごすことで日中の活動を増やす。午前中の活動メニューを考える。朝ごはんを一緒に食べる。じっくり話を聞く。24時間スーパーなどに早朝の買い物に出かける。人のいない場所へドライブする。携帯で不安を聞く態勢をつくる。息子が昼夜逆転の生活を送っているとき、こんな対応をしていました。

(64歳　父親)

57　思いもよらない行動をとる…

Q 家族を威嚇したり暴力をふるう患者さん、過激な妄想に基づいて行動する患者さん、通信販売などで高額な買い物をしてしまう患者さんには、どのようにかかわればよいでしょうか。

A　本人の暴力や暴言は、本人の治療の進行を妨げる要因になりますし、家族もこころの余裕が失われてしまいますから、決して無視できない大きな問題です。本人の暴力や暴言に悩んでいる家族はたくさんいます。本人が家族に対して威嚇や暴力をする背景について、家族同士や専門家、あるいは可能であれば本人に直接気持ちを尋ねたりして、皆で話し合って、その理由を探り、それに応じて対策を練ることが大切です。家族だけで抱え込まないようにして、何が問題なのかを皆で共有し、一貫した対応をすることが有効です。

　患者さんによる暴力・暴言の理由には、家族に対して、自分を受け入れてほしい、理解してほしいという思いが根底にあり、それがそうなっていないときに、もどかしさをぶつける場合があります。もう一つの理由は、最初から相手を傷つけようとするのではなく、幻覚や妄想などにより引き起こされた恐怖心から先に攻撃する、あるいは相手からの攻撃を防ごうとした結果であることがあります。

　「言い聞かせ」てこちらの思うとおりにしようという気持ちでは事態がよい方向に向かうことは期待できないと思います。本人から直接じっくり話が聞けるようであれば、焦らずにまずは時間をつくって本人の気持ちを理解しようとすることが大切です。本人の現在の生活と今後の問題について、本人が自分の問題として考えられるように話し合いをしていくことができればなおよいでしょう。焦らないことと、本人の気持ちを中心として順を追って進めることが肝要だと思います。

　精神症状により不安・恐怖感が増大しているときには、不用意に近づいたり説得しようとすると、本人をかえって緊張させたり混乱させたりしてしまうことが多く、不慮の事態を招きかねません。妄想症状からの言動は、いたずらに

刺激しないように、否定も肯定もせずそのつらさを受容することで落ち着くこともあります。横からそっと寄り添い、粘り強く、冷静に穏やかに話しかけるようなかかわり方も必要でしょう。また主治医と連携をとりながら薬物調整、入院治療への検討も必要になります。突発的な不穏には、家族・支援者も暴力をふるわれにくい体勢をとること、いつでも逃げられるような状態をつくることが大切です。危険が増したときには、かかりつけの病院か警察への連絡を躊躇しないことです。こうした万が一の事態に備えて、病院や保健所などの連絡先をあらかじめチェックしておくことも役に立つことでしょう。また、保健所に相談すると、保健師や時には嘱託医が家庭訪問して本人と面談することもあります。

　また、本人がお金がないにもかかわらず高額な買い物をしてしまうので困っているという悩みをもつ家族もたくさんいます。自分で物事を判断したり意思決定する能力が低下すると、現実とはかけ離れた高額な買い物をしてしまったりすることがあります。そのような場合には、患者さんの財産管理や商取引などを安全に行うため、成年後見制度を利用することができます。本人の障害の程度や判断能力に応じて、本人が行った取引や契約を取り消したり、本人に代わって成年後見人が取引や契約を行うことができます。成年後見人制度の申立て先は家庭裁判所となります。医師の診断書が必要です。まずは主治医に相談してみましょう。また、家族会などに参加して、同じような悩みをもつ家族の話を聞いたり、そういった事態を乗り越えた先輩家族の話を参考にすることも手助けになると思います。近くで家族会がないか主治医や保健所等に聞いてみるとよいでしょう。

　本人の治療が進み落ち着けば、病気のせいで家族を威嚇したり、暴力をふるっていたこと、その他のさまざまな問題行動について理解し合い、再発を防止しながら家族間の絆を修復することも大切です。一時的に問題行動が出現しても治癒への過渡期であるととらえ、落胆せず冷静に対処していくことが望ましいといえると思います。

【柏木宏子】

58　家族が何でもする…

Q 患者さん本人は何もせず、家族が何でもしてしまうという光景をよく見ます。家族は自立を促しているのですが、本人は一向にやる気にならないようです。家族・支援者としてのこころがまえ、本人の気持ちに応えられる支援とはどのようなものか、教えてください。

A 患者さん本人が活動しない理由について、まず統合失調症を例に述べます。

主な理由として、①急性期（症状の激しい時期）から回復期に向かう途中の一時的なもの、②幻覚や妄想といった病状に影響され、活動が妨げられているもの、③陰性症状によるもの、④薬による過鎮静によるもの、の四つが考えられます。

まず①ですが、急性期の症状が落ち着いて回復期に向かう途中で、脳や身体の活動が鈍くなる状態が一時期みられることがあります。このような時期は、回復のための休息をとっている時期であり、回復を信じて待ってみてください。次に②ですが、幻聴や被害妄想による苦痛により、活動することが困難となっている場合があります。この場合は、薬の調整などにより、病状が軽減することで改善する可能性があります。③ですが、活動性が上がらないこと自体が病気の症状であることがあります。いわゆる陰性症状（健常者にはあるべき豊かな感情や意欲が障害されて低下、減退する症状で、本来あるべきものがないので「陰性症状」と呼ばれます）です。統合失調症の陰性症状により活動性が上がらない場合は、本人が怠けているわけではありません。病気の症状ですから、家族・支援者の叱咤激励だけでは改善は困難です。陰性症状の改善は、今のところ薬物治療のみでは困難ですが、近年主流となってきている非定形抗精神病薬といわれるタイプの薬で改善が期待できることもありますし、陰性症状を改善するような薬も今後開発されていくと思います。そして④ですが、薬物の副作用で鎮静され、活動性が低下している場合があります。だからといって、幻覚妄想や興奮が強まったり不眠になる可能性があるので単純に薬を減らせばよ

第5章 地域生活を継続するために

いというものでもありません。いずれにしても、どのような原因で活動性が下がっているのか、主治医と相談のうえ、対策を立てるのが望ましいでしょう。

　うつ病の患者さんが活動しない理由としては、①うつ症状そのものによるもの、②薬による過鎮静によるもの、が考えられます。いずれも、統合失調症と同様、家族・支援者の叱咤激励だけでは改善は困難です。主治医と相談して薬剤調整などをしてもよいでしょう。うつ症状の改善には、近年、認知行動療法などの心理療法も有効といわれています。

　本人が何も活動しないようにみえれば、家族・支援者としては心配になり、ついつい本人の代わりに何でもしてしまうことがあります。また、「せめて家の手伝いくらいしてほしい」「仕事くらいしてほしい」と考え、感情的になって叱責したり嫌味を言ってしまうのも無理からぬことかもしれませんが、これは逆効果のこともあります。家族が感情を本人にぶつけ続けると、再発率が増すというデータがあるからです。やろうと思っても活動できないことを、ほかならぬ患者さん本人が一番つらく感じていることがあります。そこへ家族が叱責したり嫌味を言ったりすると、患者さん本人のつらい思いを助長するだけになってしまいます。しかし、ほかの人が何でもやってしまうと本人がますます何もしなくなるかもしれませんので、本人の将来を考えて、まずやれる範囲のことから本人にやってもらい、本人のよい点や進歩した点を発見して素直に喜び、本人にプレッシャーにならないよう留意しつつそれを本人に伝え、希望を失わないようにしてください。あまり変化がないようにみえても、どこかによい点や進歩した点があるはずです。本人の「よいところ探し」をこまめにしてみてください。本人が「やればできるんだ」という気持ちに少しでもなればしめたものです。

　しかし、病気は一朝一夕には改善しません。数か月、数年かけて、焦らず、あわてず、あきらめずかかわっていく必要があります。家族・支援者としても、焦りや不安のなか、そのようなこころがまえをもち続けるのはつらいことかもしれません。不安や心配、つらさをこころおきなく相談できる人を、本人を支える家族・支援者自身がもつことも大切です。

【貫井　洋】

59 無為自閉と怠け癖

Q まったくやる気のない無為自閉の状態と怠け癖とを、どう区別すればよいのでしょうか。区別にあたって気をつけるポイントがあれば教えてください。

A 意欲が低下した状態を呈するこころの病は数多くあります。例えば統合失調症の場合、初期の幻覚妄想状態が治まると、その後は陰性症状と呼ばれる長い意欲低下の時期が続きます。全体に表情や発語に乏しく、自発性を欠き、家の外に出るのが極端におっくうになります。患者さんは怠けているわけではありませんので、周囲が無理に叱咤激励しても、元気になるわけではありません。同じ統合失調症でも、幻覚妄想状態のまっただなかにあって、幻聴や妄想に支配されているために、一見、ひきこもりがちで無口な状態を呈することもあります。ただし、その場合は時折、独り言を言っていたり、一人笑いをしていたり、あるいは場にそぐわない奇妙な緊張状態が全身にみなぎっていることが多く、こころのエネルギーが枯渇した印象を与える陰性症状とは区別可能です。

うつ病で意欲が低下している場合、睡眠や食欲の異常、悲哀感、あるいは興味や集中力の喪失など、何らかの困り感を本人がこと細かに訴えることが多いものです。苦悶の表情を浮かべ、自らの状態に苦痛や罪悪感、焦りなどを感じているという点で、比較的訴えが少なく、自分の状態に無関心、無感動な統合失調症の陰性症状とは区別されます。

初老期の人の場合は、認知症との区別も必要です。認知症で活動性が低下している場合、ごく初期の場合を除いて、多くは自らの状態に苦痛や焦りを感じておらず、本人自ら苦痛や悲哀感、能力低下などを訴えることは稀です。本人は少しも困っていないのに、徐々にそれまでできていた日常生活動作が困難となっていったり、忘れっぽさが悪化していったりするので、たいていうつ病とは区別できます。

ほかにも、特に思春期症例において、過去の暴力被害やいじめ体験、何らか

の強いストレスを伴う失敗体験などが原因で、対人恐怖に陥ってしまい、ひきこもり状態を呈することがあります。人から見られることに極度の不安を感じ、顔が赤くなったり手が震えたりする「社会恐怖」、自然災害や事故、暴力被害などをきっかけに恐怖感や悪夢が続く「心的外傷後ストレス障害（PTSD）」、客観的な危険は存在していないにもかかわらず動悸（どうき）や窒息感などが突然生じる「パニック障害」などといった診断がほとんどの場合つきます。うつ状態や不安症状から何とか楽になろうとして、アルコールや薬物、あるいはギャンブルに手を出した結果、依存症に陥ってしまい、かえって病状が悪化している場合もあります。

　上述したようなこころの病の存在を疑わせる特徴的な症状が何も見つからない場合は、「怠け癖」と呼べる状態なのかもしれません。その場合、意欲の低下が選択的あるいは部分的であること、つまり、本人が好きなことなら元気に動き回ることができ、嫌なことに対してだけ寝たきりになる、というパターンが短期間に何度もみられるはずです。好きなことだけに限らず、生活全般にわたって多弁で過活動な状態が一定期間みられる場合は、双極性障害（躁（そう）うつ病）の躁状態の可能性もありますので注意が必要です。単なる怠け癖の場合は、寝たきり状態でも本人はあまり自責の念や苦痛、焦りを感じておらず、周囲の援助を明らかにあてにして生活している、という点で双極性障害のうつ状態とは区別可能です。

　こころの病は、病院で診察や検査を受けるだけでは診断がつかないこともしばしばあります。その場合、ある程度長い期間、本人の反応や行動パターンを観察し続ける必要がありますので、結論を焦らないことが重要です。

【小林桜児】

60 自殺予防のためにできること

Q こころの病になると自殺の危険性が高まるのでしょうか。また、自殺予防のために、家族や支援者はどのようなことに注意したらよいのでしょうか。

A 自殺の原因は多様で、社会的孤立、経済的な不安、自らの精神疾患、身体疾患など、さまざまな要因が重なり合って自殺に至ることが知られています。世界保健機関（WHO）の調査によれば、世界の自殺者の約9割に何らかのこころの病が認められており、うつ病、アルコール依存症、統合失調症、パーソナリティ障害がその上位を占めていました。ほかの調査でも、一般人口と比較して自殺死亡のリスクは、うつ病に罹患している人が20倍、向精神薬とほかの薬物を併せて乱用したり、依存している患者は44倍にのぼる、と報告されており、こころの病のなかでも特にうつ病とアルコール・薬物依存症は自殺と密接な関係があるといってよいでしょう。

自殺予防のために周囲ができることは、まず正しい知識を身につけることです。自殺の危険が高まっている可能性に気づかなければ、援助もできません。

まず気をつけるべきポイントとして、自殺や死、自傷を示唆する言葉や、絶望感や自己嫌悪に満ちた本人の発言、唐突な別れの言葉は危険サインであるということです。回りくどい表現ですが、実際には本人が周囲からの援助を求めている証拠なのです。「言うだけで実行には移さないよ」と周囲がたかをくくって本人の言葉を無視していると、それが最後の一押しになりかねません。自殺をする患者さんは、こころの底から100％死にたいと思っているのではなく、本当は何らかの苦痛から逃れたいだけです。「死にたい」と患者さんから言われたら、慌てず「死にたいくらい何かがつらいんだろうな」と考えてみてください。患者さん自身、もはや何がつらいのかわからなくなってしまい、ただ「死にたい」としか言えなくなっているのです。事実、自殺による死亡者の半数近くが、自殺の1か月前以内に医療機関を受診しています。ほかに楽になる方法がないと絶望したとき、死が待っているのです。

また、致死性の高い物（刃物、向精神薬など）を入手しようとしている行動や、身辺整理、遺書の作成、周囲の人間関係からのひきこもり、無謀で自己破壊的な行動（アルコール・薬物の乱用や、自傷行為、危険運転、性的逸脱など）の増加なども自殺の準備サインです。突然うつ状態が晴れ、穏やかで幸せそうに変化したときも安心できません。本人にとって、自殺実行の決意がそのような変化をもたらした可能性があるからです。
　「自殺の危険性が高まっているかもしれない」と心配になったら、家族や周囲の支援者はどうすればよいのでしょうか。まず、心配していることを直接本人に伝えましょう。そして、死にたいくらい何かつらいことがあるのなら、少しでも力になりたいこと、一緒に解決していくことができるかもしれないことなど、本人の孤立感をやわらげるメッセージを送ってください。安易な励ましや説得、議論は避け、とにかく相手の言葉に耳を傾けましょう。
　相手から絶望と否定に満ちた返事が返ってきた場合は、自殺を考えていないかどうか、はっきりと質問してかまいません。「自殺について話をすると、本人をその気にさせてしまうのでは？」という心配は無用です。むしろさまざまな研究成果から、直接話し合うことが予防に有効であるとされています。
　本人が自殺について考えていることがわかったら、本人も家族も早急に専門的な支援を受ける必要があります。本人が精神科に通院中なら主治医にすぐに相談しましょう。そうでない場合、国立精神・神経医療研究センター精神保健研究所の自殺予防総合対策センターでは、インターネットで各都道府県のさまざまな相談窓口を紹介していますので参照してください。

◉いきる・ささえる相談窓口
　http://ikiru.ncnp.go.jp/ikiru-hp/ikirusasaeru/index.html

【小林桜児】

61 家族のかかわり方と再発との関係

Q こころの病は、家族のかかわり方次第で再発のしやすさが変わるのでしょうか。再発との関係について教えてください。

A ここでは主に、家族のかかわり方と再発との関係について研究が進んでいる統合失調症を想定して回答します。

統合失調症についてしばしば誤解されているのが、「親の育て方が悪くて病気になった」という考え方です。たしかに1950年代以前の統合失調症に関する学説には、家族関係が患者さんにとって心理的に負担になったために統合失調症を発症した、と提唱するものがいくつかありました。しかし現代では、それらの説に問題点が多く指摘されており、統合失調症の発症は別の機序によるものであろうと考えるのが一般的になっています（**Q4**）。

それでは、統合失調症を治療中の患者さんにとって、家族のかかわり方が病状に及ぼす影響とはどれほどのものなのでしょうか。家族のかかわり方と患者さんの再発の関係を調べた研究は、1960年代から行われていました。最も有名なものがイギリスのブラウン（Brown,G.W.）による「感情表出（EE：Expressed Emotion）」に関する研究です。この研究では、家族が患者さんに対して抱く感情を評価し、①批判的コメントが多い、②敵意がある、③情緒的に巻き込まれすぎている、のうちどれか一つ以上にあてはまる（High EE）家族は、①〜③のどれにもあてはまらない（Low EE）家族とくらべ、患者さんの再発率が明らかに高いという結果が出ました。なお、ブラウンは患者さん本人の行動障害や労働能力の障害がHigh EEを誘発した可能性についても指摘しています。ただし、行動障害や労働能力の障害があっても、家族がLow EEである場合は再発の頻度が低いという結果でした。

ブラウンの研究以後、家族が患者さん本人とどのようにかかわるべきか、さまざまな研究が行われてきました。また、家族に対しても支援が必要なのだということがわかってきました。ここでは、家族が患者さんとどのようにかかわるとよいか、今までに紹介されてきた方法を解説します。

まず、家族から患者さん本人に伝えたいことは、シンプルにわかりやすく表現するのがよいとされます。これは、こころの病のある人は全般的に混乱しやすく、複雑な考えが苦手になるからです。いくつもの用件を同時に言ったり、遠回しな表現を使いすぎたりすると、混乱のもとになるかもしれません。

　また、こころの病の慢性期にひきこもりがちになったり意欲が低くなったりすることがありますが、そのようなときは、無理に叱りつけて活動をせかすのはよくありません。患者さん本人が維持できるペースの生活をすることが重要です。そのうえで、本人の状態に応じて、家族や社会のなかで自分の役割を担っていけるように促していきます。

　家族と患者さんの精神的な距離感としては、「少し離れて見守り続ける」くらいがちょうどよいといわれています。患者さんの生活を家族がすべて管理するような状態は、互いに少し窮屈ではないでしょうか。

　そして、家族は患者さんに対し、常に「自分たちは味方なんだ」という態度で接するのがよいといわれています。指導や助言が必要な際にも、批判的になりすぎることは害をもたらすかもしれません。

　以上、いくつかのポイントを説明しました。主に統合失調症を想定して記しましたが、ほかのこころの病にも応用できる部分があるかもしれません。

　これらは実践するのが難しいことでもあります。患者さんにとっては支援者であっても、家族も人間ですから疲労することも困惑することもあります。特に、生活が破綻するほどの精神症状が出ている患者さんに対しては、病気のせいだとわかっていても、きつくあたってしまったり、顔を見るのもつらく感じたりするものです。専門職は、それを認識したうえで、家族が疲弊しないような工夫を行うことも必要です。

【新井　薫】

62 疲れ果ててしまった家族

Q 本人の病状に振り回され、疲れ果ててしまった家族がいます。もっと積極的に支援をしたいのですが、家族への支援制度としては、どのようなものがありますか。家族にも息抜きが必要だと思いますが、どのように支えていけばよいでしょうか。

A こころの病の治療において家族のかかわり方が重要であるということについてQ61で触れましたが、家族の力だけでそれを続けていくことは大変です。こころの病は患者さんの生活のさまざまな面に影響を及ぼすため、間近で支援する家族が病状に巻き込まれてしまうのはやむを得ないことでもあります。そのようなときは、家族に対しても支援が必要になります。

こころの病の治療は精神科のクリニックや病院の外来で行われますが、医師の診察だけでは日常生活のなかで直面するさまざまな問題の解決が困難なこともあります。そこで、外来診察のほかにデイケアを利用したり、訪問看護ステーション、地域活動支援センター、作業所、保健所などさまざまな機関の支援を受けたりすることが必要になります。各機関はそれぞれ個別の機能・目的があり、それに準じて患者さんを支援します。

また患者さんの病状によっては、一つの機関だけでは十分な対応が難しいこともあります。そこで、必要に応じて本人、家族と支援者が集まる場を設け、関係者全員が仮想的なチームとして機能するように調整する方法があります。支援者同士でも情報交換をし、役割分担を明確にして、緊急時の対応の手順などが確認できるとよいでしょう。患者さん本人と家族にとっては、どの支援者に何を相談したらよいかがはっきりしていると、困ったときの対応がしやすくなります。

なお、こころの病のある人の家族を支援することに特化した公的な制度はありませんが、さまざまな医療機関や自助グループ（セルフヘルプグループ）が個別に家族を援助する活動を展開しています。また、患者さんの病気という問題を抱え、家族が孤立しないために、家族会への参加は一つの有効な方法です。

こころの病に対する世間の理解は少しずつ進んでいますが、それでも病気の話は誰にでも気軽にできるものではありません。しかし、精神科の家族会であれば、参加者は皆、同じ悩みを共有する家族です。筆者は医師としていくつかの家族会に参加してきましたが、家族同士で交わされる言葉には、専門家の知識に勝る重みが感じられます。当事者であるからこそ言い合えること、わかり合えることがあるようです。

【新井　薫】

👤家族の思い👤

病む者を抱えた自分がどう生きるか…
　悲しくて涙の途切れない人、自分を責めて痛みをより深くしている人、あまりの苦しさに自分が今何を感じているかを言葉にできない人…。家族会に毎回集まる友の話は厳しく、それがまたいつまでも続くことに、一人ひとりの抱えている問題の大きさと深刻さを覚えます。でも、私たちのこころの中に残るのは決して暗さや惨めさだけではありません。一人ひとりの仲間が自分に覆いかぶさる問題から逃げることなく真正面から取り組み、必死に生きている姿にこころうたれ、そしてまた、自分の口で語る誠の気持ちがほかの人を慰め、力づけ、励ましになることを知るとき、傷つき痛んだ自分も喜びと充足感を味わいます。家族会でともに語り、ともに聞く、ただそれだけのなかに大きな慰めがあり、癒しのあることを教えられます。そして本当の問題は「病む者をどうするか」ではなく、「病む者を抱えた自分がどう生きるか」であるとの気づきへと導かれます。圧倒されるような真剣さで病む者を愛し、懸命に生きている同志との交わりは、私にとってかけがえのない宝です。

(75歳　父親)

63 家族会とは？

Q 家族会とは、どのようなものなのでしょうか。活動内容などを具体的に教えてください。また、家族会に参加することで、家族にとってはどのようなメリットがあるのでしょうか。

A 精神障害者の家族会は、主にこころの病のある人の家族によって運営される家族の会です。1960（昭和35）年頃より、保健所、病院、市町村の役場などの協力を得ながら設立され、現在では全国に約1,200の家族会が存在します。全体としては都道府県・市区町村単位の地域家族会が多いですが、病院や福祉施設単位の家族会もあります。

家族会の活動は、年数回〜毎月開催される「定例会」のほか、家族や本人に対する相談活動、地域の福祉施設運営の協力、行政への働きかけなどが行われています。次の表は、国立精神・神経医療研究センター病院（東京都小平市）の家族会「むさしの会」の活動内容の例です。

●「むさしの会」の概要●

設立	2003（平成15）年5月		
主な活動	定例会（学習会）		毎月開催する講演と交流による学習会
	広報		ニュースレター（毎月発行） 会員寄稿による冊子（年2回発行）
	バザー		病院や地域で開催される祭等でのバザー活動を通した精神障害者への啓発等
	関連団体との連携		全国、都県の家族会を通じた行政への働きかけ 市内の精神保健福祉業務連絡会への参加、活動など
	病院案内ボランティア		病院の受付での対応、手伝い等のボランティア活動
定例会の概要	開催日時等		原則毎月（8月除く）第4土曜日　13時〜16時半
	内容	講演（約90分）	病院内外の医師や専門家による医療・福祉等に関する講演
		懇話会（約100分）	参加者の課題や体験に関する意見交換や相談

◉定例会の主な活動内容

　定例会の活動内容は家族会によって異なりますが、専門家などによる講演と、家族同士の話し合い・交流を主な内容としているところが多いです。

　専門家などによる講演は、こころの病やその治療、医療・福祉制度、最近の精神保健福祉施策等に関することなどが取り上げられ、家族が知識を得る場となっています。家族同士の話し合いは、本人との接し方や親亡き後のことなど、家族が抱える困難や問題をテーマに話し合ったり、自由に近況報告などをしたりして交流する場となっています。

◉家族会に参加することによる家族にとってのメリット

　こころの病はわかりにくいことが多く、家族はさまざまな不安や心配、困難や問題を抱えていることが多いです。しかし、こころの病に対する世間や周囲の理解はまだ十分にあるとはいえず、また、支援者・専門家と十分な時間をとって説明を受けたり相談したりする機会も、残念ながら限られていることが多いです。そのため家族は、心配事や困難を一人で抱えてしまうことがあります。

　家族会では、病気や治療、制度やサービスを知る・学ぶことができるだけではなく、同じような経験をした家族同士で困難や問題を話すことができたり、困っているのは自分だけではないと知って安心できたり、ほかの家族の話から困難や問題に対する工夫を学ぶことができたりします。支援者には話しにくいことでも、家族同士なら話しやすいこともあります。その点は、家族会のメリットということができるでしょう。

　また、家族会でのさまざまな活動を通して、家族は自分たちが支援を受けるだけの立場ではなく、相談を通してほかの家族の役に立てたり、周囲への働きかけを通して主体的・能動的な役割を経験することもできるでしょう。

【贄川信幸】

64 患者同士の結婚・妊娠

Q 患者さん同士で結婚している夫婦が妊娠したようなのですが、出産や育児への対応はどうすればよいでしょうか。

A まず妊娠した患者さんが取り急ぎ確認しなければならないことは、妊娠何週くらいであるのか、ということです。もしすでに産婦人科の診察を受けているのであれば、産婦人科医から聞いているでしょう。まだ確認がされていない状況であるならば、できるだけ早く産婦人科を受診して、妊娠週数を確認する必要があります。

そして、それが確認されたならば、精神科の主治医にその状況を連絡しなければなりません。なぜなら、主治医は、妊娠した患者さんの妊娠週数を配慮したうえで内服薬の調整を行わなければならないからです。このことは、精神科だけでなく、内科や耳鼻科などに通院している場合でも当てはまることですから、もし、妊娠した患者さんがほかの病気でも治療を受けているのであれば、同じように、それぞれの医師に妊娠の状態を伝える必要があります。

話をこころの病の問題にもどしましょう。妊娠した患者さんを担当する精神科の主治医はまず、処方している薬の一つひとつが安全かどうかの確認をします。それぞれの薬の医療用医薬品添付文書を確認したり、アメリカの食品医薬品局（FDA）がつくっている「FDA薬剤胎児危険度分類基準」などを参考にしながら、妊娠した患者さんの処方薬の変更や、中止すべきか続けていくべきかを決めていきます。妊娠したことがわかった場合は、以上のことからわかるように、出産や育児のことを思い悩む前に、まず、現在お腹の中にいる赤ん坊の安全を守らなければなりません。そして、その安全が確認されたうえで、これからのことを考えていくことになります。

出産については、精神科の主治医と産婦人科医が連絡をとり合い、妊娠した患者さんの最近の病状、今後の内服薬の調整予定、糖尿病などほかの病気の有無などを考慮しながら検討が行われることとなるでしょう。出産でまず優先されなければならないことは、安全性です。妊娠した患者さんとお腹の中にいる

赤ん坊の両方に対してよりよい方法を選ばなければなりません。医師からは、医学的な考えを中心にした判断から、患者さんたちと家族に対して意見が伝えられることとなるでしょう。一方、患者さんたちと家族は、自分たちの思いを中心にした判断から、医師に対して意見を伝えることになると思います。筆者の意見としては、出産においては、医師の医学的な考えを中心とした判断を大切にして、考えを決めていただければと思います。

　育児に対する心配は、もちろん妊娠中からあることと思われますが、無事、出産を終えた段階で、具体的な問題として考えたほうがよいと思います。母乳の心配など、医学的な判断がとても大切となってくる点は依然としてあります。しかし、育児の問題における判断では、医学的な考えを中心とした判断より、患者さんたちと家族の思いを中心とした判断の重みが増えてきます。そして、こうした問題は、「これだ」という解答がない場合がほとんどですから、家族や主治医とよく相談を重ねながら、それぞれの解答を見つけていかなければなりません。周囲の人たちの意見を大切にして、自分たちの考え方を深めていくとよいでしょう。

【佐藤英樹】

👤家族の思い👤

息子の結婚

　私の息子も、当事者同士で結婚しました。二人を見ていると、「お嫁さんはしっかり者で、旦那さんは無口でおとなしく、細かいことにはあまりこだわらないで、とてもお似合いの夫婦ですね」と聞こえてくるような気がします。当人たちも、それぞれの性格（病状）をしっかりと把握しているようです。「二人をプラスして2で割るとちょうどいいのにね」と言って笑っています。

　そこまでわかっていても、親としては、日常茶飯事の「どんちゃん騒ぎ」にはちょっと困惑します。「ご近所へのお詫びとお願い」「消火器散布事件」「離婚を盾にする悪癖」「それぞれの家族のかかわり、治療方針」「病院選び、医師との相性の難しさ」など、笑ってすませられることから深刻なものまでさまざまです。

　結婚して3年目になり、薄皮を剥ぐようにですが、二人とも様子がしっかりしてきているのを実感しています。病状を含め、いろいろな問題もありますが、夫婦二人で乗り越えていってほしいと思っています。

(64歳　母親)

65 初めての一人暮らし

Q 退院後、一人暮らしをする予定の患者さんが、初めての一人暮らしに不安があるようです。一人暮らしの際に、気をつけるべきポイントがあれば教えてください。練習できる施設などはあるのでしょうか。

A 新しく何かを始めるときに不安をもつのは当然です。人それぞれ得意不得意があります。まずは不安の内容を具体的に書き出し、どのような工夫ができるかを考えることから始めましょう。家族の協力、福祉サービスの利用、地域の支援など、さまざまな方法を使って上手に一人暮らしをしている人はたくさんいます。すべて完璧に自分一人でできなくてもよいのです。

実際の暮らしのなかでは思わぬ困難が生じることがあります。勧誘をうまく断れなくて何社も新聞契約してしまった、高価な布団を買わされてしまった、というケースも耳にします。困ったことが起きたときには、支援者と相談しながら解決方法を見つけていくことが一人暮らしを長続きさせるコツといえます。「一人暮らし」をするということは「ひとりぼっち」で生活することではないのです。家族と暮らしていた人や入院が長くなってしまった人が一人で暮らすようになると寂しさを感じることもありますが、例えば、あらかじめ日中の活動場所を決め、仲間と過ごす時間をつくれるとよいでしょう。日々の活動スケジュールを立て、生活リズムを整えることも重要です。ここで大切なのは、本人が「楽しい」「居心地がよい」と思える場所を探すことです。周囲が無理やり設定しても、本人が行かなければ意味はありません。できれば家族や支援者も一緒になって、本人が一人暮らしの準備をしている段階から日中の居場所を探し、その場所にいる人たちと馴染みになっておけるとよいでしょう。

病状が悪くなると、一人の生活が難しくなることがあります。自分の病気とうまく付き合うことは、一人暮らしを長く続けるためにとても大切なことです。調子の崩し始めは自分で気づかないこともありますので、調子を崩しやすい状況や前兆を振り返り、周囲の支援者と事前に共有しておくと安心だと思います。薬との付き合い方も病状に大きく影響します。飲み忘れない工夫や、飲むのが

嫌になっても自己判断せず主治医や支援者と相談できる環境づくりが何よりも大切になります。

　一人暮らしの練習をする方法ですが、施設での入所訓練や短期入所（ショートステイ）を利用することができます。施設の種類も、職員が24時間施設内におり食事も提供されるところや、世話人の見守りのもとアパートの1室を利用し一人暮らしに近い状態で訓練するところなど、さまざまです。練習を通じて自分の苦手なこと得意なこと、誰かに手伝ってもらったほうがよさそうなことを見極めることができるでしょう。なお、福祉サービスや施設を利用する際の窓口は、市区町村（役所）や保健所（保健センター）が担っていることが多いので、まずはこれらに地域の情報を聞いてみるとよいでしょう。

　一人暮らしを続ける一番のポイントは、本人を応援してくれる人や味方を多くつくり本人中心の輪を広げていくことかもしれません。以下に、生活のなかで考えられる工夫例、一人暮らしの練習施設、相談相手について、簡単にまとめておきます。

❖参考❖

【生活のなかで考えられる工夫例】
　食事：スーパーの惣菜、宅配弁当の利用　等
　掃除・洗濯：ヘルパーさんに手伝ってもらう　等
　金銭管理：日常生活自立支援事業の利用（社会福祉協議会）、近隣の地域活動支援センターへの相談　等
　薬：お薬カレンダーの活用、訪問看護　等
　日中活動：デイケア、地域活動活支援センターの交流室　等

【一人暮らしの練習施設】
　生活訓練の施設、グループホーム、ショートステイ　等
　※居住地域内の施設の有無、形態等詳細は窓口にて確認してください

【相談相手】
　精神保健福祉センター、保健所（保健センター）、市区町村の精神保健福祉担当、相談支援事業所（地域活動支援センター等）、外来通院先のソーシャルワーカー（精神保健福祉士）、通所先のスタッフ　等

【岡　佑美】

66　働くにあたって病気をオープンにするか？

Q 就労を希望する患者さんが、病気のことをオープンにすべきか悩んでいます。病気のことを開示して働くメリットと、開示しないメリットのそれぞれを教えてください。

A こころの病がある人で、就労を希望し、ハローワークに求人登録する人は年々増加傾向にあります。「収入を得て経済的な自立を目指す」「社会人として周りから認められたい」など、動機はさまざまですが、働くことで社会的な役割を担い、それが生きがいにつながり、自信や自己効力感を高められることは確かです。では、いざ仕事をしようとするとき、病気のことを開示する（オープンにする）場合と開示しない（クローズにする）場合でどのような違いがあるのでしょうか。

◉開示するメリット

まずは、勤務先から適切な配慮を受けられることが考えられます。こころの病がある人の多くは、疲れやすかったり、集中が持続しなかったり、変化が苦手で職場環境に慣れるのに時間がかかったりすることがあります。そのようなとき、段階的に勤務時間を増やしたり、仕事内容や量を相談したりすることができます。通院のための早退や欠勤も認めてもらえるため、通院も継続しやすいでしょう。急に体調が悪くなったときも相談しやすいという点があります。

また、病気を隠すストレスや後ろめたさがないこともあげられます。病気を隠しているために、人目につかないところで服薬をしなければならず、苦労している人も少なくありません。仕事を継続するうえで服薬の継続は欠かせないものですから、服薬のしやすさは大切なポイントです。

さらに、就労支援の制度が活用できます。例えば、職場適応援助者（ジョブコーチ）と呼ばれる就労支援の専門家によって、職場環境の調整、コミュニケーションへのアドバイスなど、職場に定着するための支援が受けられます。

雇用者側のメリットについても触れておきましょう。民間企業、国、地方公共団体は「障害者の雇用の促進等に関する法律」（障害者雇用促進法）に基づ

き、所定の割合以上の障害者を雇用することが義務づけられています。2006（平成18）年4月から精神障害者（精神障害者保健福祉手帳所持者）も雇用率に算定できるようになり、障害者雇用納付金制度に基づく助成金や税制上の優遇措置が受けられるようになりました。このような動きのなかで、精神障害がある人の雇用機会は徐々に増えつつあります。

◉開示しないメリット

　就職活動の際に選択肢が増えることが考えられます。障害者求人では、残念ながらまだ豊富な求人数があるとはいえ、職種も限られる傾向にあります。つまり、開示しない場合には、一般の求人情報などもあり雇用機会が増えるということです。

　また、職場の人たちの偏見の目が気にならないということもあります。開示することでストレスが減る人もいれば、かえって周りの目が気になってしまう人もいます。障害者として対応されないことで、仕事への達成感や満足感がより得られ、自尊心を高められる場合もあるかもしれません。

　どちらがよいとは一概にはいえません。当然ながら、その人によって病気・障害の特徴、希望や目標は異なります。支援者は、それらの個別性を軸に、適した環境や働き方のために必要な支援は何かを検討すること、患者さん本人の判断に基づく決定を支援することが求められます。

【根岸典子】

> 👪 家族の思い 👪
>
> **オープンで短時間働ける職場**
>
> 　娘は28歳の発病後、入院、退院、作業療法、作業所、アルバイトを経て、ヘルパーとして働き出しました。病気のことはクローズにし、深夜まで働いていましたが、やがて服薬を中断し、緊張を強いられる勤務にストレスを溜め、結果、再発しました。今はきちんと服薬して、近くのお弁当屋さんに朝だけ短時間勤務しています。オープンにすることで職場の理解をいただき、無理なく働けるようになりました。
>
> 　開示しないで仕事をすると、給料も多くいただけますが、仕事の質も高いものを求められ、つい無理をしてストレスが引き金になって病状を悪化させます。オープンで短時間働くことができる職場がもっとあるとよいのですが…。　　（61歳　母親）

67 病気と付き合いながら生活するコツ

Q こころの病と付き合いながら生活していくためのコツがあれば、教えてください。

A こころの病と付き合いながら生活をしていくためには、「病状の安定」がとても大切です。患者さんは今の自分の調子をどう判断しているでしょうか。周囲から見るとどうでしょうか。こころの病は目に見えづらく、一言で「病気」といっても、症状は人それぞれですから、そのような病気と付き合うために、患者さんが自分の病気を知ることから始めてみるとよいと思います。まず、今までに体験した症状やその時の状況を振り返ってみてください。患者さん自身ではわかりづらいときには、主治医や周囲の支援者、家族にも聞いてみるとよいでしょう。

精神科の症状には波があります。症状は持続していても安定していることもあれば、服薬の中断やストレスなどが引き金になって悪化・再発することもあります。例えば服薬中断は、薬の必要性に対する理解が不十分なときや副作用が気になる場合などに、本人（時に家族）の判断で飲むのをやめてしまうことで起こります。精神科の薬は、処方どおりに継続して飲むことがとても大切で、自己判断はせずに主治医と相談することが必要です。

また、こころの病はもともとストレスに対するもろさ（脆弱性）をもっていて、そこに生活上の心理的ストレスが加わると、容易に再発の原因となります。自分の病状が安定しているときはどのような状態なのか、またどのようなときに調子を崩しやすいのか、自分にとってのストレスは何かということを知ることが大切です。

このように、自分の病気を知るための作業に取り組むことで、患者さん自身が日々の生活のなかで症状を観察（セルフモニタリング）できるようになります。そして、再発の徴候があるときには、早めに気づいて対処ができるようになります。この徴候のことを「注意サイン」と呼びます。

注意サインは、例えば「眠れなくなる」「イライラが続く」「身だしなみがい

つもと違う」など、人によってさまざまです。患者さん自身が気づく注意サインを具体的に書き出してください。注意サインは自分で気づかないことも多いようです。主治医や周りの人が気づく注意サインを共有することも有効です。

　注意サインをあげることができたら、その隣に、サインが出たときの対処法を書きます。取り組む順番にいくつか書いてみましょう。例えば、「イライラが続く」という注意サインについて、①横になって休む、②頓服薬を飲む、③主治医に相談する、といった具合です。できれば家族や周りの支援者と話し合って、見やすい表などにしてみるとよいでしょう。患者さんが自分でできる対処に加えて、周りの人にお願いしたい対処も書いておくと効果的です。また、同居の家族以外に支援者がいる人は、その人たちにすぐ連絡できるよう、電話番号を書いておくことが肝心です。このようにして、あらかじめ約束事を決めて備えておくことで、実際の場面で使うことができます。つくった表はいつでも見ることができるように、身近な場所に置くとよいと思います。

　患者さんが「病状の安定」のために自身の病気を知り、それを日々観察（セルフモニタリング）し、注意サインに備えておくこと、を述べてきました。このような取組みを通じて、患者さんが病状を自分自身でコントロールできるようになるとよいと思います。そしてこの取組みを、主治医や支援者、家族など周りの人と共有して応援してもらえるとよいでしょう。それがこころの病とうまく付き合いながら生活していくためのコツの一つではないでしょうか。

【古賀千夏】

👤当事者の思い👤

生活をパターン化する
　病気と付き合いながら生活するコツですが、私はまず、自分の生活リズムを知り、その生活をパターン化することから始めました。そして、無理をしたなと感じたら、翌日はのんびりするなど、極力ストレスを溜めないように、毎日を送るようにしています。

(33歳　男性)

68 ストレスから身を守るコツ

Q ストレスから身を守るコツ、気分転換のヒントなどがあれば、教えてください。

A こころの病は、ストレスが再発の引き金となることが多いため、ストレスと上手に付き合うコツを身につけることは、再発予防には欠かせない大切なことです。また、患者さん本人だけではなく、患者さんを支えている家族にとっても、ストレス発散や気分転換は非常に重要です。家族は患者さんへの対応に精一杯となる結果、自分自身をケアすることを忘れてしまいがちです。支援の際には、この点にも配慮をする必要があるでしょう。

ストレスへの対応法はさまざまありますが、次のように整理して考えることができます。

❶ストレスとなる刺激・状況を回避する、または刺激の受け方を調整する

これは、ストレスそのものを避けるという考え方です。ストレスのなかには、転居や転職などの環境変化、自分が苦手とする場面や人との接触など、自分で調整することによって避けたりタイミングをずらしたりできるものもあります。例えば、転居の場合、その人の体調が万全ではない状態であれば、転居を少し先延ばしにするなどして、ストレスを避ける工夫をする必要があるかもしれません。または、転居に必要な手続きは本人以外で代行できるように調整する、少しずつ準備をする、などの対策をとれば、急激にストレスがかかることを回避できるかもしれません。

ストレス場面は人によって異なりますので、その人にとって何がストレス要因になるのか、過去の体験を振り返って分析しておくと、事前に回避するのに役立つでしょう。

❷ストレスになり得る刺激・状況に対する考え方のとらえ直しにチャレンジする

ものごとに対して敏感に反応し、必要以上にストレスを感じてしまう傾向の強い人もいます。これは、もともとの「考え方のクセ」が影響していると考

られます。ものごとをストレスに感じやすい人によくみられるのが、「〜すべきだ」とか「〜ねばならない」という考え方や、ものごとを白黒はっきりさせないと気がすまない白黒思考です。そのほかにも、些細なことに着目してほかのよいところがみえにくくなってしまったり、ものごとをオーバーにとらえすぎてしまったり等々、ストレスを過度に受け止めてしまうような考え方のクセはいろいろあります。その人が、自分の考え方のクセに気づき、楽になれる考え方に置き換える練習をすることが、ストレスに対応する力を身につけることにつながります。これには、認知療法・認知行動療法の考え方を取り入れたアプローチが有効です。昨今では、自分だけで取り組めるようなツールも多数あります。

❸ストレスが蓄積しないように、ストレスの発散・解消をする

　気分転換には、動いたり楽しんだりして発散するやり方と、リラックスなどの癒しで解消するやり方があります。なかには「自分には何の楽しみもない」と言う人もいるかもしれません。そのときは、その人が過去にやったことのある趣味などがヒントになるかもしれません。また、自分では思いつかないこともありますので、患者さんは支援者などと一緒に気分転換になりそうな項目をリストアップして表にしておくと便利です。肌触りのいいものを触る、いい香りをかぐ、夜空を見上げる、草木を育てる…。ちょっとしたことでも、ストレス解消に役立ちます。

　ストレス解消法を考える際に、一人でできること、他人と行うこと、その場でできること、外で行うこと、というように、異なる状況でも活用できるようにレパートリーをいくつか用意しておけるとよいでしょう。また、毎日やったほうがよいこと、時々行えるとよいこと、気づいたときにやってみるとよいことなど、どれぐらいのペースでできるとよいか考えておくことも、上手にストレス解消をするうえで役立ちます。

【伊藤明美】

69　WRAP・クラブハウス・ピアサポート

Q 最近、WRAPとかクラブハウス、ピアサポートという言葉をよく聞きます。それぞれについて教えてください。

A 当事者です。この文章を読んでいる方の、あるいはこの本を読んでいるご家族の、リカバリーを願い、私の体験談を書くことにします。「WRAP」「クラブハウス」「ピアサポート」。これらとの出会いが私にとってのリカバリーの大きな分岐点となりました。

　さまざまな見方があると思いますが、私なりに表現すると、「WRAP（Wellness Recovery Action Plan：元気回復行動プラン）」（ラップと呼びます）は、「自分の取り扱い方を知り、自分を活かして、人生を生きていくための総合的な仕組み」、「クラブハウス」は、「メンバー（当事者）とスタッフのパートナーシップに基づいて、自分たちの場所を運営していくことにより、メンバーのリカバリーを生み出す場所」、「ピアサポート」は、「自らの経験に基づく知恵やセンスにより、人をサポートすること」となります。私は、「クラブハウス」→「ピアサポート」→「WRAP」という順番で出会いました。

　私に病気の症状があらわれたのは高校生の頃。「自分の頭が壊れていく」と、とても怖くなりました。診断が出て治療が始まったのは大学一年生の時。病気だとわかり、ほっとしました。「病気ならほかの人も経験していることだ。そして、医学で治せる」と。そして数年間、薬で症状の改善を試みましたがうまくいかず、それから数年は通院をやめました。しかし、生活に支障が出てきて通院を再開。今度は薬で生活を取り戻しました（学校に行って資格をとったり、仕事を得たり）が、薬に頼りすぎて、依存。中毒症状が出てしまったため、薬をやめて（仕事も辞めることになり）、福祉のお世話になることになりました。

　薬によるコントロールしか学んでこなかった私は、未来が真っ暗になりました。一人暮らしのため（実家を出て10年以上経ち、いまさら戻れないと思いました）、声を出すのも通院の時くらいという生活がしばらく続きました。

　そんな私に転機が訪れたのは、家に来ていたヘルパーさんの一言。「今度新し

い施設ができるようです。行ってみたらどうですか？」。そこが、クラブハウスモデルの施設でした。「ここは何をするところなんですか？」と質問する私に、所長さんから返ってきたのは、「場所は用意しました。何をするかは考えてください。ここは、メンバーさんとスタッフで、協働でつくっていく場所です」。視界が開けました。「社会のなかで再び、これまで身につけてきたことを活かす機会をもてるかも」とうれしくなりました。

やがて、仲間同士のサポートを「ピアサポート」と呼ぶことを知りました。同じ経験をしている者同士だからこそ、わかりあえることがたくさんありました。経験もないのに、不完全な知識で判断される冷たさと怖さが身に染みていたので、経験からくる血の通ったあたたかいサポートは身に沁みました。

それから「WRAP」に出会います。クラブハウスにやってきたアメリカのピアスペシャリストが「WRAPファシリテーター」でした。彼女は活き活きと、そして堂々と、自分の足で人生を生きていました。憧れました。やがて、私も仲間（当事者も専門職の人もいました）とWRAPをやり始めました。「自分はどんな生活の工夫をもっているのか」「自分に合ったものはなにか」。互いから学ぶということや、互いを大切にするということを。

私は、クラブハウスによって社会との接点を取り戻し、ピアサポートによってこれまでの経験が丸ごと肯定される経験をし、WRAPによって自分の取り扱い方、そして活かし方を学びました。そして、病気に翻弄されるのではなく、自分の人生を、この社会のなかで生きることが再びできるようになりました。

それぞれの活動は、全国的な広がりをもっています。みなさんに届けたく、紙面の都合もあるので、以下に主な情報源を掲載します。

---❖参考❖---
WRAPは、日本語版ホームページ（http://www.mentalhealthrecovery.com/jp/）、クラブハウスは、日本クラブハウス連合ホームページ（http://www.clubhouse.or.jp/）をみてください。ピアサポートに関しては、『精神科臨床サービス』という雑誌（第13巻1号、特集：「ピア」が拓く新しい支援）や、『精神障がいピアサポーター——活動の実際と効果的な養成・育成プログラム』（中央法規出版、2013年）という本があります。また、職業として施設等で働くピアサポーターを「ピアスタッフ」などと呼びますが、養成研修も開催され始めています（http://www.airinkai.or.jp/tokyo-office/peersupport.html）。

【増川ねてる】

👥 当事者の思い 👥

不安が襲ってきたときには…

　私は統合失調症です。両親と一緒に暮らしています。病気になりたての頃は、私も両親もこの病気のことがよくわからず、薬の副作用で舌が回らずよく話せなかったり、物が飲み込めなかったり、立っているとめまいがしてバッタンと倒れたり、膝がガクッと折れて座り込んでしまったり、肩こりや便秘もひどく、また人の声がしてきて怖くて外に出られず家に閉じこもりがちでした。

　両親は、週末によく公園や野山の散策に連れて行ってくれて、おしゃべりしながら歩いたり、自然のなかでは緊張もせずに行き交う人と挨拶し合えて気持ちがほぐれました。

　入院をきっかけに、服薬の大切さや副作用のこと、患者同士のおしゃべりで病気のことが少しわかるようになり、退院後は母といろんな勉強会で学んで不安が減っていきました。

　だから、両親が仕事に行って留守のときに、突然不安感が押し寄せても頓服薬を飲んで好きな音楽を聴いたりお茶を飲んだり寝たりして少し休んでいると、薬が効いてきて不安が取れますし、自分のことをよく知ってくれている友達や知人に電話をかけて話を聞いてもらうこともあります。買い物や散歩で外出のときは、バス停のベンチに座ってお茶を飲んだり、バスを待っている人とおしゃべりをしたりすると不安が消えていきます。一人で歩いていて不安になったときは、近くのお店に入って店員さんと話をすると落ち着きます。

　この病気になってすぐの頃に、テレビやラジオから自分のことを話している声を聞いてからは、あまりテレビを見たりラジオを聞いたりしなくなりました。また、怖い夢をいっぱい見て飛び起きることもよくありますが、親に夢の話を聞いてもらってから寝ると大丈夫です。

　私が一番つらいのは、高校時代のいじめと入院時の恐怖が時々襲ってきて不安いっぱいになってしまうことです。過去のことであっても、その恐怖は今も変わらずよみがえるのです。そんなときは、布団に潜って思う存分独り言を言ったり大声で泣いてしまうこともありますが、そうすると発散でき、その後、髪を洗うとすっきりして笑顔に戻れます。

（36歳　女性）

第**6**章

知っておきたい制度とサービス

～生活するのに大切なこと～

Q70～Q94

70 手帳をもつメリット

Q 精神障害者保健福祉手帳とは、どのようなものなのでしょうか。また、手帳をもつとどのようなメリットがありますか。具体的に教えてください。

A 精神障害者保健福祉手帳は、精神障害のある人が、一定の障害にあることを証明するもので、この手帳をもっていることによりさまざまな支援が受けられ、自立して生活し社会参加するための手助けとなります。精神障害のため長期にわたり日常生活や社会生活に制約がある人などが対象で、入院・在宅による区別や年齢制限はありません。手帳の障害等級には1～3級があります。詳しくは、巻末の**資料**を参照してください。

精神障害者保健福祉手帳の申請は、精神障害にかかる初診日から6か月を経過している必要があります。申請は、精神障害者本人が行うことが原則ですが、本人の意思に基づき家族等が手続きを代行することも可能です。申請窓口は居住地の市区町村で、申請に必要な書類は、申請書、医師の診断書または障害年金受給者は年金証書の写し、印鑑、写真（縦4cm×横3cm）です。有効期間は通常2年で、有効期限の3か月前から更新できます。

精神障害者保健福祉手帳で受けることのできるサービスについては、大きく「全国でほぼ一律に行われているサービス」と「各地域の自治体・事業者のみで行われているサービス」に分かれます。以下に、受けられるサービスをあげてみましたが、これ以外にも、各地域の自治体・事業者によっては、手帳を基準とした独自の制度を設けているところもありますので、都道府県、市区町村に問い合わせてみてください。なお、自立支援医療（精神通院医療）による医療費助成や、障害者の日常生活及び社会生活を総合的に支援するための法律（障害者総合支援法）による障害福祉サービスは、精神障害者であれば手帳の有無にかかわらず受けられます。

●全国でほぼ一律に行われているサービス
　①各種税制上の優遇措置（所得税、住民税、相続税の障害者控除、自動車取

得税等の減免、贈与税の非課税など）
②障害者法定雇用率への算入適用
③公営住宅の優遇抽せん、家賃の減免、使用継承制度
④生活福祉資金（都道府県社会福祉協議会）の貸付
⑤生活保護の障害者加算　等

◉各地域の自治体・事業者のみで行われているサービス
①各種税制上の優遇措置（軽自動車税の減免）や、公共料金（上下水道料金）の割引、交通費の補助（通院無料バス、路線バス運賃割引）
②関連施設などの利用料の減免（公立の美術館、遊園地、水族館、動物園などの公共施設の入場料や宿泊費等の割引）
③各地方自治体で定められた援助、サービス（福祉手当、福祉施設への通所費用の助成や医療費の助成、福祉機器の交付）
④NTTの無料番号案内や各社の携帯電話料金の割引
⑤NHK受信料の減免
⑥鉄道・バス・タクシー等の割引
⑦映画料金の割引　等

　従来、精神障害保健福祉手帳をもっていても、身体障害や知的障害の手帳保持者と比べると受けられるサービスが限られていました。しかし、手帳への写真の貼付が規定され、また、障害者自立支援法（現・障害者総合支援法）の制定以後、ほかの障害と同様のサービスが受けられるようになってきています。

【岡田晃子・三澤孝夫】

当事者の思い

手帳の有効利用

　2級の手帳をもっています。都道府県によりいろいろサービスがあるそうですが、私は、携帯電話の通話料が半額になるという情報を病院から得て利用しています。また、バスも東京都だと私バスが半額、都バスは無料で乗れます。各サービスの情報は、通院先の病院や作業所で得ることが多いです。

(32歳　男性)

71 地域で利用できる施設やサービス

Q こころの病のある人が地域で利用できる施設やサービスにはどのようなものがあるのか教えてください。また、どこに相談に行けばよいでしょうか。

A サービスと一言で言っても、公的な制度を利用して受けられるものから、NPO団体などが提供しているものまでさまざまありますが、ここでは、障害者の日常生活及び社会生活を総合的に支援するための法律（障害者総合支援法）に基づくサービスなどの公的な制度を利用して受けられるものについてお答えします。

生活をサポートする場としては、地域活動支援センター、保健所のデイケアや病院のデイケアなどがあり、日中の居場所の確保や対人関係の練習、生活リズムの保持などを目的としています。これらの施設は通所での利用となります。通所で利用する施設のほかに、入所をして自立や一人暮らしのための練習ができ、日常生活の援助等を受けられる共同生活援助（グループホーム）などがあります。

生活をサポートするサービスとしては、例えば日常生活を支えるサービスの一つに居宅介護（ホームヘルプ）があります。自宅で生活するにあたり自身ですべてを行うことが難しい場合などにホームヘルパーを派遣してもらって、自宅での家事（炊事・洗濯・掃除など）の支援を受けるものです。また、短期入所（ショートステイ）など、適宜休息をとることで在宅生活が継続できるようなサービスもあります。居宅介護も短期入所も、障害者総合支援法に規定されている障害福祉サービスのため、利用を希望する際には、居住している市区町村の障害者担当の窓口などで申請手続きを行うことが必要になります。

なお、実際の利用申請に限らず、日常生活で困っているときやどのようなサービスを利用することができるのか知りたいときなどは、居住地にある地域の相談支援事業所の相談支援専門員や、保健所の保健師、病院のソーシャルワーカー（精神保健福祉士・社会福祉士）、自立生活支援センターや地域活動支援セン

ター、社会福祉協議会などに相談するとよいと思います。これらの社会資源は、後々も、本人や家族にとって、よく理解してくれている相談先の一つになっていくでしょう。

　働く場については、就労移行支援や就労継続支援として、実際に作業や就労の機会を通じて、就労に必要な能力や知識を身につけるための施設があります。近年では、就労に関する相談窓口として、障害者就業・生活支援センターや障害者就労支援センター、障害者職業センターなどが地域に整備されており、またハローワーク（公共職業安定所）にも障害者専門の相談窓口があるので、これらの施設を利用して働くことを目的としたサポートを受けることができます。

　これらの施設やサービスの利用を希望するときには、事前に病院のソーシャルワーカーや保健所の保健師、居住地の市区町村窓口や地域活動支援センターなどに相談し、その施設で提供されるサービスについての説明をよく受け、利用する本人の希望や現在の状況に合ったものを選択する必要があります。また施設を実際に利用する場合には、事前に見学や体験利用を設定しているところがほとんどなので、実際に見学をしたり、体験利用をすることで、本人に合った場所かどうかを判断する機会をもつことも可能です。

　このような過程を踏みながら、本人の希望を尊重し了解を得ながら進めていくこと、焦らず本人のペースを守って進めていくことが、施設やサービスを利用していく際の支援において大切になります。

【上代陽子】

72 障害者総合支援法とは？

Q 障害者自立支援法が障害者総合支援法に改正されましたが、どのように変わったのでしょうか。また、どのような法律なのでしょうか。

A 障害者自立支援法は、身体、知的、精神の障害ごとに異なる福祉サービスを一元化すること、また、サービス利用料の原則1割負担を求めることを柱として、2006（平成18）年4月から施行されました。

しかしその後、サービス利用に原則1割の応益負担がかかることに対して、障害者自立支援法違憲訴訟が起き、裁判が行われました。そして、原告と厚生労働省との和解の条件として、障害者自立支援法を廃止し、新たに総合的な福祉法を制定すること、またそれにあたって障害当事者が多く参画する検討会を設置することとなり、障がい者制度改革推進会議総合福祉部会が発足し、相当数の会議が開催され検討が行われてきました。そして「障害者総合福祉法」（仮称）を制定する提言が出されましたが、当事者を中心とした提言が十分に反映されないまま、2013（平成25）年4月に、障害者自立支援法は厚生労働省が提案していた「障害者の日常生活及び社会生活を総合的に支援するための法律（障害者総合支援法）」に改称・改正されました。

障害者総合支援法によって改正された主な内容についてあげてみます。

❶基本理念の創設

障害のある人もない人もともに地域で生活していく共生社会を実現していくため、日常生活や社会生活の支援が、社会参加の機会の確保や地域社会における共生、社会的障壁の除去に役立つよう、総合的かつ計画的に行われることとされました。

❷障害の範囲が見直され、難病が障害福祉サービスの対象に

障害者手帳の有無にかかわらず、難病に指定された130の疾患患者も、必要と認められた障害福祉サービス等の相談支援、補装具および地域生活支援事業等が受けられるようになりました。申請は役所の担当課に診断書や特定疾患医療受給者証の提示をして手続きをします。

❸知的障害者、精神障害者も重度訪問介護の対象に

障害者自立支援法では重度の身体障害に対象を限定していた「重度訪問介護」の対象範囲が、重度知的障害者、重度精神障害者にも広げられました。常時介護が必要とされる障害者に対して、入浴や排せつ、食事の介護や外出時の移動中の介護等を総合的に提供するサービスです。

❹自立支援協議会を協議会に変更

障害者自立支援法では「自立支援協議会」とされていましたが、今回の法改正では、単に「協議会」と改正されました。これは地域の実情に応じて名称をつけられるようにするためです。さらに当事者や家族の協議会への参加を明確に位置づけています。

❺ケアホームのグループホームへの一元化

2014（平成26）年4月から、共同生活を行ううえで住居でのケアが柔軟にできるよう、ケアホーム（共同生活介護）がグループホーム（共同生活援助）に統合されました。これは、今後障害者の高齢化や重度化が進むことを背景として、介護が必要な障害者のグループホームへの新規入居や、グループホーム入居後に介護が必要となるケースの増加が見込まれているためです。また、一人暮らしをしたいというニーズにも応えていけるよう、地域に多様な住まいの場を増やしていくために、グループホームと連携したサテライト型住居の仕組みが創設されました。

❻障害程度区分から障害支援区分への変更と定義の改正

障害者等の障害の多様な特性、その他の心身の状態に応じて必要とされる標準的な支援の度合いを総合的に示すものとして障害支援区分が定義され、2014（平成26）年4月より改定された調査項目によって審査判定が行われます。これまでの調査106項目は、知的障害者や精神障害者において、障害の特徴が調査項目では明らかにされず問題とされてきました。障害支援区分に名称を変更するにあたっては、障害の特性に応じて適切に判定されるよう適切な配慮がされるようにするとされました。また、国は、法施行後3年を目途に、障害支援区分の認定を含めた支援決定のあり方について検討を行っていくとしています。

【伊藤善尚】

73 障害福祉サービスとは？

Q 障害者総合支援法に基づく障害福祉サービスとは、どのようなものでしょうか。どのようなサービスがあるのか、また、サービス利用までの流れなど、具体的なことを教えてください。

A ●障害福祉サービスについて

障害者の日常生活及び社会生活を総合的に支援するための法律（障害者総合支援法）に規定されている「障害福祉サービス」は、介護その他の支援を行う「介護給付」と、訓練などの支援を行う「訓練等給付」とに大別されています。それぞれの概要は表1のとおりです。

●表1　障害福祉サービスの概要●

介護給付	居宅介護（ホームヘルプ）	障害者等に、居宅で、入浴、排せつ、食事などの介護、調理、洗濯、掃除などの家事、その他生活全般にわたる支援を行います
	重度訪問介護	重度の肢体不自由者その他の障害者で常に介護を必要とする人に、居宅での入浴、排せつ、食事などの介護、家事、コミュニケーション支援、外出時における移動中の介護などを総合的に行います
	同行援護	視覚障害により移動に著しい困難を有する障害者等に、移動時や外出先において必要な、代筆・代読などの視覚的情報の支援、移動の支援、排せつ、食事などの介護を行います
	行動援護	知的障害や精神障害などにより行動上著しい困難を有する障害者等に、行動時の危険を回避するための援護、外出先や移動中の排せつ、食事などの介護、その他行動する際に必要な支援を行います
	療養介護	医療および常に介護を必要とする障害者等に、医療機関への入院と併せて、機能訓練、療養上の管理、看護、医学的管理下における介護、その他日常生活の世話を行います
	生活介護	常に介護を必要とする障害者等に、障害者支援施設等において、主に日中、入浴、排せつ、食事などの介護を行うとともに、創作的活動や生産活動の機会を提供します
	短期入所（ショートステイ）	介護者の病気などの理由により短期間の施設入所が必要な障害者等に、施設で入浴、排せつ、食事などの介護を行います
	重度障害者等包括支援	介護の必要性が著しく高い障害者等に、居宅介護その他の障害福祉サービスを包括的に提供します
	施設入所支援	施設に入所する障害者等に、主に夜間、入浴、排せつ、食事などの介護、その他日常生活に必要な支援を行います
	自立訓練（機能訓練）	身体障害を有する障害者等に対し、理学療法や作業療法などを行い、身体機能の維持・向上を図ります

訓練等給付	自立訓練 （生活訓練）	知的障害や精神障害を有する障害者等に対し、日常生活に必要な訓練などを行い、生活能力の維持・向上を図ります
	宿泊型 自立訓練	知的障害や精神障害を有する障害者等に対し、居室等を利用させ、日常生活能力を向上させるための支援などを行います
	就労移行支援	一般企業への就労を希望する障害者等に、生産活動その他の活動の機会を提供し、就労に必要な知識や能力の向上のために必要な訓練などを行います
	就労継続支援 （A型、B型）	一般企業での就労が困難な障害者等に、就労の機会を提供するとともに、生産活動その他の活動の機会を提供し、就労に必要な知識や能力の向上のために必要な訓練などを行います
	共同生活援助 （グループホーム）	主に夜間、共同生活を行う住居で、障害者に相談、入浴、排せつ、食事などの介護その他の日常生活に必要な支援を行います

●サービス利用までの流れ

サービスの申請は、市区町村の窓口となります。なお、申請は、相談支援事業者等による代行も可能です。介護給付で行われる「障害支援区分認定」が、訓練等給付では必要ないなど、受けるサービスによって利用までの流れが異なりますので、表2を参照してください。

●表2　サービス利用までの基本的な流れ●

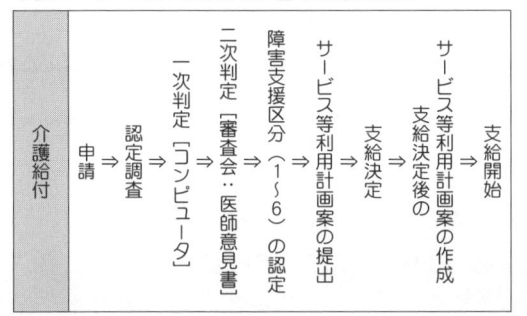

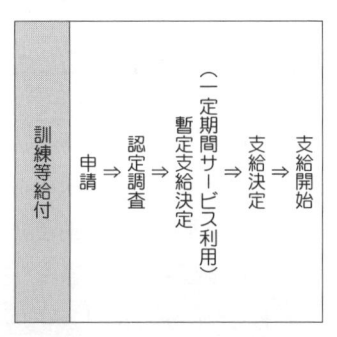

介護給付：申請 ⇒ 認定調査 ⇒ 一次判定〔コンピュータ〕⇒ 二次判定〔審査会：医師意見書〕⇒ 障害支援区分（1～6）の認定 ⇒ サービス等利用計画案の提出 ⇒ 支給決定 ⇒ サービス等利用計画案の支給決定後の作成 ⇒ 支給開始

訓練等給付：申請 ⇒ 認定調査 ⇒ 暫定支給決定（一定期間サービス利用）⇒ 支給決定 ⇒ 支給開始

障害者のサービス利用についても、高齢者領域と同様に、サービス等利用計画の作成が組み込まれ、ケアマネジメントの仕組みが取り入れられました。計画を作成する相談支援専門員が本人のニーズを正確にアセスメントできるよう、本人・家族に了解をとったうえで情報を共有していくことも、支援者の大切な役割となります。

【伊藤明美・中條共子】

74 自立支援医療を受けるには？

Q 自立支援医療（精神通院医療）とは、どのようなものなのでしょうか。どうしたら受けることができるのかなど、具体的に教えてください。デイケアにも利用できるのでしょうか。

A 「自立支援医療」は、障害者の日常生活及び社会生活を総合的に支援するための法律（障害者総合支援法）に基づく医療費の軽減を図る制度で、更生医療、育成医療、精神通院医療からなっています。そのなかでも「精神通院医療」は、こころの病のある人がその有する能力および適性に応じて、自立した日常生活または社会生活を営むことができるよう、適正な医療の普及を図ることを目的として行われています。

自立支援医療（精神通院医療）の利用により、精神科通院にかかる医療費の自己負担が原則1割となり、さらに、利用者の世帯の所得や疾患の状態に応じて、1か月に負担する精神科通院医療費の上限額がそれぞれ設定されます（所得や疾患状態によっては、上限額が設定されない人もいます）。

「どうしたら受けることができるのか」ということですが、自立支援医療（精神通院医療）の利用には、以下の必要書類を揃えて、居住地の市区町村窓口へ申請をする必要があります。

①自立支援医療費（精神通院）支給認定申請書…市区町村窓口にあります。
②自立支援医療（精神通院）診断書…市区町村窓口にあります。主治医に書いてもらう必要があります。
③世帯（保険単位）を確認する書類…医療保険の被保険者証等の写し。
④世帯所得を確認できる書類…所得区分等を確認し、月額自己負担上限額を決めるために必要です。生活保護世帯、非課税世帯、中間所得層、一定所得以上の人で提出する書類が異なります。

さて、質問のなかに「デイケアにも利用できるのでしょうか」とありますが、自立支援医療（精神通院医療）は、入院しないで行われる精神医療が対象となっており、外来診察だけでなく、往診、デイケア、訪問看護もその対象となって

います。精神科で処方される薬についても適用になります。

　利用する医療機関等（指定医療機関）は申請時点であらかじめ決めておく必要があり、申請時に指定をすることになります。例えば、A病院に通院し、デイケアはBクリニックに通い、薬はC薬局でもらい、訪問看護ステーションDを利用している人の場合、その四つすべての機関を申請用紙に記入します。申請後交付される「自立支援医療（精神通院医療）受給者証」には、利用する医療機関等が記載され、医療費の減額は記載された機関のみの適用となります。

　引越しで住所変更があった、初めは利用していなかったが後から訪問看護を利用するようになったなど、「自立支援医療（精神通院医療）受給者証」に記載されている内容に変更が生じた場合は、市区町村窓口で変更のための手続き（「変更届（住所、氏名等の変更など）」または「変更申請（医療機関等の変更・追加など）」）を行います。

　実際にこの制度を利用して医療を受ける際には、その都度、医療機関・薬局等の窓口に申請後に交付される「自立支援医療（精神通院医療）受給者証」と「自己負担上限額管理票」を提示します。医療費の自己負担は原則1割となり、さらに、会計窓口で支払う自己負担額が設定された月額自己負担上限額に達した場合、それ以降その月にかかる精神科通院医療費の自己負担は免除になります。

　なお、更新は1年に1度となっており、有効期間の3か月前から更新申請ができます。診断書の再提出は2年に1度ですが、精神障害者保健福祉手帳を申請する人は、手帳用診断書のみで同時に自立支援医療（精神通院医療）の申請および更新が可能で、有効期間を合わせることもできます。ただし、有効期間が過ぎてしまってからの更新申請は「再開申請」となり、診断書の提出が必要となるので注意が必要です。

【長野志保】

75 ホームヘルプ、ショートステイ、グループホームは誰でも使える？

Q ホームヘルプやショートステイ、グループホームについては、誰でも利用できるのでしょうか。具体的なサービス内容や対象者などについても教えてください。

A ホームヘルプ、ショートステイ、グループホームは、いずれも「障害者の日常生活及び社会生活を総合的に支援するための法律」（障害者総合支援法）に規定されています。なお、この法律には、障害福祉サービス（介護給付、訓練等給付、相談支援）と地域生活支援事業が規定されています。ホームヘルプとショートステイは「介護給付」に含まれ、グループホームは「訓練等給付」に含まれています（**Q73**）。

　この法律が対象としているのは、身体障害者、知的障害者、精神障害者、130種類の難病患者です。このなかで「精神障害者」とは、「統合失調症、精神作用物質による急性中毒又はその依存症、知的障害、精神病質その他の精神疾患を有する者」をいいます（同法第4条第1項、精神保健及び精神障害者福祉に関する法律第5条）。なお、このなかには発達障害者支援法の発達障害者が含まれ、知的障害者福祉法の知的障害者は含まれません。サービスを受けるにあたっては、必ずしも精神障害者保健福祉手帳はいりません。

　これらのサービスを利用するためには、居住地の市区町村で相談して利用申請をする必要があります。申請をすると、役所によって障害者の状況調査が行われ、サービス利用の必要性や程度、方法などが判断され、それに応じて支給決定されサービス計画が立てられると、利用できるようになります。ここで受給者証が交付されます。

　ここまでの手続きでは申請者に費用負担はありません。実際にサービスを利用するときには、所得に応じた負担金を支払う必要があります。グループホームについては、加えて家賃、食費、光熱水費等の利用者負担があります。ただし、低所得者については、家賃の助成制度があります。

いずれも生活環境が大きく変わりますから、主治医やソーシャルワーカー（精神保健福祉士等）とよく相談して利用してください。また、グループホームは一人暮らしに近くなりますから、服薬管理、金銭管理、通院の仕方や、共同生活のルールなどについて、グループホームの担当者等とよく相談してください。
　以下に具体的なサービス内容について述べます。

◉ホームヘルプ（居宅介護）
　自宅にヘルパーに来てもらい、入浴、排せつおよび食事等の介護、調理、洗濯および掃除等の家事ならびに生活等に関する相談および助言その他の生活全般にわたる援助を利用します。

◉ショートステイ（短期入所）
　自宅で介護する人が病気などの場合に、短期間、夜間も含めて、障害者支援施設等に入所して、入浴、排せつおよび食事の介護その他の必要な支援を利用します。

◉グループホーム（共同生活援助）
　共同生活を行う住まいに入居して、主として夜間において、相談、必要に応じて入浴、排せつまたは食事の介護その他日常生活上の援助を利用します。

【漆畑眞人】

🧑家族の思い🧑

家事の分担

　現在、わが家は長女（37歳、統合失調症）と夫婦（ともに定年を過ぎ週4日勤務）の3人暮らしです（長男と次女は結婚して独立）。定年退職などもあって3人一緒に過ごす時間が増え、思わぬ衝突が多発しました。そこで、それぞれの今後も考えて、この際生活能力を高めようと、家事のやり方を互いに確認し合い分担することにしました。例えば、朝食の後片づけは長女、夕食の片づけは私、土日祝日の片づけは夫と当番制にしました。体調や都合が悪い場合は、声をかけ合って交替することにしています。そして3人が揃う時間は、散策や買い物や旅行等で楽しく過ごせるようにとこころがけています。

　親は亡くなる前に、身の周りの物や書類等の片づけを自分でやったり、葬式のやり方についても何らかの方法で伝えて、できるだけ後に残る者の負担を少なくする必要があると考えています。

(60歳　母親)

76 グループホームとは？

Q 精神障害者も利用できるというグループホームとは、どのようなものなのでしょうか。利用資格や費用などについても教えてください。

A 近年、特に家族から、グループホームの利用に関する相談が増え、認知度の高まりを感じます。相談のきっかけは「テレビ番組や書籍で知った」「病院から退院先として提案された」など多様ですが、家族の思いは共通しており、自分たちがいなくなった後の「心配」や、家族がいるうちから少しずつ自立してほしいという「期待」であることが多いように感じます。

さて、質問のグループホームについてですが、障害者の日常生活及び社会生活を総合的に支援するための法律（障害者総合支援法）に「共同生活援助（グループホーム）」として規定される、障害福祉サービスの一つです。同法では、「障害者につき、主として夜間において、共同生活を営むべき住居において相談、入浴、排せつ又は食事の介護その他の日常生活上の援助を行うこと」とされており、簡潔にいえば、精神障害のある人が入所できる共同住居であり、世話人と生活支援員による「入浴・排せつおよび食事等の介護、調理・洗濯・掃除等の家事、生活等に関する相談および助言」を利用しながら生活する場所、ということができます。

なお、これまで、グループホームに似た共同住居として「共同生活介護（ケアホーム）」がありましたが、2014（平成26）年4月にケアホームはグループホームに一元化されています（**Q72**）。これに伴い、グループホームには、「外部サービス利用型」「介護サービス包括型」がつくられ、また、より一人暮らしに近い形態の「サテライト型」の設置も想定されています。

グループホームの居住方式としては、アパート等の個室に暮らす方式と、一軒屋で共同生活し、その一室に暮らす方式があります。また、法律上、夜間や休日に過ごせる場所として規定されているため、原則として、日中活動先（就労支援機関や精神科デイケアなど）を併せて検討しておく必要があります。

利用するためには、市区町村の窓口で障害者総合支援法のサービス利用の申請

手続きをする必要があります。また、障害支援区分にかかわらず利用することが可能とされています。いずれのグループホームも、本人に利用意思があること、精神科へ通院していること、日中活動場所があることが条件であることは共通していますが、ホームの方針により求められることが異なりますので、各ホームへ問い合わせをすることも必要です。

費用の負担についてですが、障害福祉サービスの利用料のほかに、家賃・食費・光熱水道費・日用生活品費などの負担があります。障害福祉サービスの利用料は、所得区分に応じた「負担上限額」や個人の事情に応じた「個別減免制度」があります。また、家賃補助制度を設けている都道府県や市区町村もあります。サービス利用の申請手続きをするときに、居住地の市区町村に確認してみてください。

実際に入所に向けて考えていく際は、「支援者による援助がきめ細かに受けられる」というメリットだけではなく、対人関係にストレスを感じやすい人にとってはかえってマイナスになってしまう状況も想定する必要があります。本人の特性や症状を十分考慮しつつ、家族・支援者がその観点をもって考えていけるようにしましょう。

何よりも一番大切なのは、本人の気持ちです。家族にとっては「心配」や「期待」もあり、共同住居で練習をしてほしいという気持ちは切実なものがあるでしょう。しかし、どのサービスもそうですが、利用する本人の意思が尊重されていないと、どこかで歪みが生じてきます。

支援者としては、家族だけではなく本人も一緒に今後のことを率直に話し合えるように支援をしていくことが、言うまでもありませんが、忘れてはならない大切な視点です。

【伊藤明美・富田美葉】

77 日中に通う場所・交流の場

> **Q** こころの病のある人が日中に通う場所や交流の場には、どのようなところがありますか。また、地域活動支援センターという施設をよく聞きますが、どのようなところなのでしょうか。

A 対人関係・生活リズム等の改善や居場所確保のために日中通所できる場所としては、精神科医療機関（病院、診療所）のデイケア、保健所のデイケア、作業所、地域活動支援センターなどがあります。

●デイケア

　精神科医療機関のデイケアは、週4～6日、時間は9：30～15：30くらいで行われているものが多いです。スポーツ、レクリエーション、ミーティング、料理、手工芸、簡単な作業などのプログラムがあり、また、集団で行うもの、個別で行うものなどの方法を組み合わせて行っています。利用目的は、働けるようになる、仲間との交流を図る、日中の活動の場とする、規則正しい生活を送る、家族と適度な距離を保つ、などさまざまです。医療機関で実施されるデイケアは医療保険の対象となり、自立支援医療（精神通院医療）の対象になります。ほかに保健所のデイケアもあり、内容的には、医療機関のデイケアとあまり変わりませんが、週1、2回くらいで実施しているところ、午後のみ実施のところなど、実施主体である保健所によりその方法もさまざまです。

●作業所

　作業所の作業内容は、手工芸品・生活用品の製作、各種飲食店・地方自治体からの施設や公園の清掃、企業からの組み立ての委託作業など、多種多様なものがあります。障害者自立支援法（現・障害者総合支援法）の施行により、法外施設であった作業所も含めて体系が整えられ、就労移行支援、就労継続支援A型（雇用型）、就労継続支援B型（非雇用型）、地域生活支援事業などの障害福祉サービス等に、2012（平成24）年4月より移行しています。施設の種類や方針、地域の状況などにより、提供されるサービスや活動内容などが異なるため、自分が通う目的や目標に合わせ、利用する施設を選ぶことが重要です。主治医

やソーシャルワーカー、市町村の障害支援課などで相談し、本人の現在の体調や体力によって、通所する日数や利用する時間帯などについて、施設職員と相談しながら、自らに合った施設を選ぶ必要があるでしょう。事前に見学してみることも大切です。

◉就労移行支援事業所

　就労を希望する65歳未満の人で、通常の事業所に雇用されることが可能と見込まれる人について、生産活動、職場体験その他の活動の機会を提供し必要な訓練、求職活動に関する支援、職場の開拓、職場への定着のために必要な相談支援を提供する場所です。

◉就労継続支援事業所

　就労継続支援A型（雇用型）事業所は、企業等に就労することは困難でも、継続的に就労することが可能な65歳未満の人に対し、雇用契約を結び生産活動の機会を提供して、必要な訓練を行う場所です。

　また、就労継続支援B型（非雇用型）事業所は、就労移行支援で事業所に雇用されるに至らなかった人や雇用されることが困難な人に、生産活動の機会を提供して、必要な支援を提供する場所です。

◉地域活動支援センター

　地域活動支援センターは、障害のある人が地域で自立した生活を営むことができるように、創作的活動や生産活動の機会を提供して社会との交流を図り、日常生活に関する相談支援や情報提供などを行っています。プログラムやイベントを行ったり、交流室などを設けているところもあり、自由に時間を過ごすこともできます。地域活動支援センターには、次の三つの型があります。

　地域活動支援センターⅠ型は、専門職員（精神保健福祉士等）が配置され、医療・福祉・地域社会の調整、ボランティア育成、普及啓発等の事業と、相談支援事業を併せて実施しています。

　地域活動支援センターⅡ型は、地域で雇用・就労が困難な人に対し、機能訓練、社会適応訓練、入浴等のサービスを実施しています。

　地域活動支援センターⅢ型は、地域の障害者団体等が実施する小規模な通所援護事業を行っています。

【石塚貴浩・三澤孝夫】

78 協議会とは？

Q 地域のネットワークとして、協議会の設立が進められていますが、どのようなものなのでしょうか。

A ●協議会とは

　もともと、2006（平成18）年に施行された障害者自立支援法に「自立支援協議会」が定められました。「自立支援協議会」には、市区町村単位で組織されている「地域自立支援協議会」と、都道府県単位で組織されている「都道府県自立支援協議会」の二つがありましたが、2013（平成25）年4月から施行された障害者の日常生活及び社会生活を総合的に支援するための法律（障害者総合支援法）では、呼び名が「協議会」という名称に変更されています（**Q72**）。

　現在、協議会は、地域生活をしていくうえで困ったこと、サービスの不足や不十分、制度がないために生活が難しいことなどの解決に向けて考えていく場として活用されています。

　協議会の機能としては、市町村が設置する協議会であれば、①中立性・公平性を確保する観点での委託先の相談支援事業者の事業運営等の評価、②基幹相談支援センターの設置方法や専門的職員の配置等の協議、事業実績の検証・評価、③相談支援の専門部会等における個別事例の支援のあり方についての協議、④相談支援事業者、精神科病院、障害者支援施設、保健所等からなる専門部会等において、関係機関等の協力体制の強化を図り、地域移行支援の対象となる者を相談支援事業者に円滑につなげること、⑤障害福祉サービスの提供体制の整備やインフォーマル支援体制の整備、などとされています。

　例えば、相談支援機関等で相談を受けた内容が解決困難と思われるときに、「困難事例」として問題を協議会に提出すると、協議会委員が広い視野に立って検討します。また必要に応じて、専門職者もオブザーバーとして加わります。

●東京都小平市の協議会の運営例

　ここでは具体的な運営の例を紹介します。

　東京都小平市の協議会は、2008（平成20）年5月に発足しました。委員数

は、全体会常任委員が14名で、学識経験者、相談支援事業所、指定障害福祉サービス事業所、療育・教育関係者、民生委員、当事者家族から構成され、うち8名が幹事委員となっています。会議の開催は、全体会が年4回、幹事会が年8回で、全体会の役割として、障害者福祉計画の進捗状況の確認、幹事会での困難事例や専門部会の報告、協議、委託相談支援事業所の活動報告などを行い、幹事会では、困難事例の検討、サービス等利用計画のモニタリング、全体会での協議議題の検討、専門部会の報告や協議等を行っています。

また、専門部会として情報部会と地域部会があり、各部会にはワーキンググループを設けて、委員以外にも関係機関や団体からも参加をしてもらい活動しています。情報部会では、「どのような障害者にも必要な情報が伝えられるようにしていくためにはどのような方法があるのか」を課題に検討を進めています。現在は、機関紙「生活応援ガイド：おーえん」を年4回発行し、協議会の委員のブログも立ち上げて情報の提供に努めています。

もう一つの専門部会である地域部会には、相談支援ワーキンググループと地域移行ワーキンググループを設けています。地域部会では、作成されたサービス等利用計画がサービスを利用する障害者に適切な支援やサービスを提供するものとなっているか、精神科病院や障害者支援施設から退院・退所する人が地域生活にスムーズに移行するために必要なサービスや支援があるのか、不足しているのはどのようなことか、などについて検討を行っています。また、次期障害者福祉計画策定にあたり、策定委員会に協議会として要望書を提出する予定にしています。どちらのワーキンググループでも、サービス等利用計画が、利用する障害者のニーズに応えられるものになるよう、指定相談支援事業所との学習会や事例検討を定期的に行っています。

この協議会の活動をより多くの市民や関係機関、団体に伝えていくことが必要であり、協議会が充実していくためにも協力を得ていかなければなりません。まだ地域のなかには、十分に支援の手が届いていない人もいます。協議会は行政と民間が協働で行う活動です。地域の実情を把握し、必要とされるサービスを充実させ、必要とされる社会資源を創っていくことが求められています。

【伊藤善尚】

79 相談支援とは？

Q 障害者総合支援法で示されている相談支援とはどのようなものでしょうか。具体的にどう展開されているかも教えてください。

A 現在、障害者の日常生活及び社会生活を総合的に支援するための法律（障害者総合支援法）では、「相談支援」とは、基本相談支援、地域相談支援、計画相談支援をいい、「地域相談支援」とは、地域移行支援、地域定着支援をいい、「計画相談支援」とは、サービス利用支援、継続サービス利用支援をいうと規定されています。

「基本相談支援」とは、障害者等からの相談に応じ、必要な情報の提供、助言その他の障害福祉サービスの利用支援等を行うとともに、虐待の防止・早期発見のための関係機関との連絡調整などの障害者等の権利擁護のために必要な援助を行うものです。

「地域相談支援」とは、精神科病院や障害者支援施設から地域への退院や退所に向けて取り組む「地域移行支援」と、地域で一人暮らしなどをしている障害者との連絡体制を確保し、緊急時の相談対応などを行う「地域定着支援」をいいます（**Q97**）。

「計画相談支援」とは、障害者の心身の状況やそのおかれている環境を勘案してサービス等利用計画を作成する「サービス利用支援」と、その計画が適切であるかをモニタリングして計画の見直しや変更を行う「継続サービス利用支援」をいいます。なお、2015（平成27）年3月末までに、障害福祉サービスを利用する人全員に、サービス等利用計画を作成することとなっています。

◉これまでの経緯

1995（平成7）年に国は、障害者プラン（ノーマライゼーション7か年戦略）を策定し、翌年から精神障害者地域生活支援事業を開始しました。ここで、精神障害者地域生活支援センターが、身近で気軽に利用できる生活支援の場としての役割を担うとともに、相談支援を行う機関として位置づけられたのです。

その後、2006（平成18）年4月からは障害者自立支援法が施行され、精神障

害者地域生活支援センターも新事業に移行し、相談支援事業所と地域活動支援センターに分かれました。相談支援を行ってきた多くの地域生活支援センターが、相談支援事業所となりました。この時点で、相談支援にサービス等利用計画の作成業務が加わりましたが、当時は作成義務がなかったこともあり、サービス等利用計画は、市区町村によって温度差があり、全国的な実施状況は低調でした。

そのようななか、2012（平成24）年4月に障害者自立支援法の一部改正があり、改正の重点として相談支援の一層の充実が掲げられ、障害者の相談支援体系が整えられました。この時「地域相談支援」も相談支援に加わりました。この体系が障害者総合支援法でも引き継がれています。

◉障害福祉サービスの利用と計画相談支援の流れ

まず、①福祉サービスを利用したい本人が、最寄りの役所の担当窓口に新規や更新の申請をします。②役所の担当者が障害支援区分にかかわる認定調査を行い、同時に相談支援事業所の選定を本人に依頼します。③本人から依頼を受けた相談支援事業所と本人が利用契約を結びます。④サービス等利用計画案作成に向けて、相談支援専門員が本人から生活全般について、状況の把握やニーズの聞き取りを行います。⑤相談支援専門員がサービス等利用計画案を作成し、本人の承諾を得て、役所に提出します。⑥役所で障害支援区分認定調査の結果に基づき市区町村審査会で意見が交わされ、支給決定され受給者証が発行されます。⑦相談支援事業所がサービスを提供している事業所との担当者会議を開き、サービス提供について確認をします。⑧サービス利用決定時にサービス等利用計画（本計画）を作成します。⑨本人の確認後役所に提出をします。⑩以後、サービスの提供状況を本人やサービス提供事業所から定期的に聞き取るモニタリングを行い生活状況の把握をしていきます。モニタリング等を通して相談を受けることにより、本人の地域生活の安定にもつながると考えられます。

サービス等利用計画の作成で、初めて本人と出会う相談支援専門員も多く、本人と相談支援事業所との良好な関係性を築いていくことも重要なことです。多くの人々と支援の輪を構築して、必要なサービスや支援を本人に届けるためにも、今後は相談支援専門員の力量が問われていくと思います。【伊藤善尚】

80　日常生活自立支援事業・成年後見制度

Q 日常生活自立支援事業について教えてください。金銭管理もしてもらえるのでしょうか。また、成年後見制度というのは、どのような制度なのでしょうか。

A
●日常生活自立支援事業

全国の各市区町村に設置されている社会福祉協議会の事業の一つに、日常生活自立支援事業（福祉サービス利用援助事業）という事業があります。日常生活自立支援事業の支援内容としては、①福祉サービス利用援助（契約や各種手続き等の支援）、②金銭管理サービス（通帳の預かりや、公共料金などの支払いの支援）、③書類の預かりサービス、などがあります。こころの病などで判断する力が十分でないため、福祉のサービス利用などが難しい人に対して、安心した地域生活ができるよう支援するサービスです。

サービスの利用にあたっては、利用を希望する本人にサービスの内容をよく理解してもらい、支援内容を本人と相談のうえ、支援計画書を作成し利用契約を結びます。契約後の支援については有料となりますが、生活保護を受給している人は、公費補助があるため一定の支援までは無料です。また、支援計画の作成や利用契約の前に、利用希望者の生活状況や収入、支出状況、福祉サービスの利用状況などを確認します。

また利用料は、例えば東京都小平市では、①福祉サービス利用援助は1回・1時間まで1,000円、②日常金銭管理サービスは、通帳を預からない場合で1回・1時間まで1,000円、通帳を預かる場合で1回・1時間まで2,500円、③書類預かりサービスは1か月1,000円、となっています。詳しくは最寄りの社会福祉協議会に問い合わせてください。社会福祉協議会によって利用料に違いがあります。支援時間の延長についても併せて確認するとよいと思います。

●成年後見制度

成年後見制度は、2000（平成12）年の民法改正により導入された民法上の制度です。高齢で認知症症状などがある人、知的に障害がある人、こころの病が

ある人などで、契約などの意思決定が困難な人の、権利や財産を保護する仕組みです。

　成年後見制度には二つの種類があり、すでに判断能力が十分でない人を支援する「法定後見制度」と、判断能力が衰える前に、支援する人と支援する内容を決めておく「任意後見制度」があります。本人の判断能力に応じて、法定後見制度や後見人等の権限は3類型に分類されています（表参照）。

　成年後見人には、親族や専門職（弁護士、司法書士、社会福祉士その他）、市民後見人登録者、法人などがなることができます。また申立ては、本人、配偶者、四親等以内の親族、市町村長、検察官が行います。費用ですが、申立て手数料、鑑定費用（家庭裁判所が鑑定を必要とした場合）、申立て書類作成費用（申立て書類作成を専門家に依頼した場合）、後見人報酬、その他がかかります。

　まずは、本人が信頼できる相談担当者と相談し、社会福祉協議会やその他専門相談機関等（弁護士、社会福祉士、精神保健福祉士等）と制度利用についての詳しい相談を繰り返し行うことが大切です。

●成年後見制度の種類●

類型		後見	保佐	補助
対象となる人		判断能力がまったくない人	判断能力が著しく不十分な人	判断能力が不十分な人
申立てができる人		本人、配偶者、四親等以内の親族、検察官、市町村長など		
成年後見人等の権限	必ず与えられる権限	財産管理についての全般的な代理権・取消権（日常的な行為を除く）	特定の事項（※1）についての同意権・取消権（日常的な行為を除く）	
	申立てにより与えられる権限		特定の事項（※1）以外についての同意権・取消権（日常的な行為を除く）、特定の法律行為（※2）についての代理権	特定の事項（※1）以外の事柄の一部についての同意権・取消権（日常的な行為を除く）、特定の法律行為（※2）についての代理権
本人の同意		不要	必要（保佐人に代理権を与える審判）	必要（補助開始の審判、補助人の同意権・代理権を与える審判）
制度を利用した場合の資格などの制限		医師、税理士等の資格や会社役員、公務員等の地位を失うなど	医師、税理士等の資格や会社役員、公務員等の地位を失うなど	

※1　民法第13条第1項にあげられる行為（借金、訴訟行為、相続の承認や放棄、新築や増改築等の行為）
※2　民法第13条第1項にあげられる同意を要する行為に限定されません

【藤原　淳】

81 遺産相続

Q こころの病のある人が利用できる遺産相続関連の制度には、どのようなものがあるのでしょうか。

A こころの病のある人が利用できる遺産相続の制度としては、相続税や贈与税の減額制度、心身障害者扶養共済制度、成年後見制度などがあります。

◉相続税

障害者が相続人の場合、その障害程度と年齢に応じて、相続税が減額される制度があります。精神障害者保健福祉手帳の交付を受けている人などが対象（1級は特別障害者）となります。相続税の控除額は、「（85－障害者の年齢）×6万円（※特別障害者は（85－障害者の年齢）×12万円）」で、相続の開始があったことを知った日の翌日から10か月以内に税務署に申告する必要があります。

◉贈与税、特定障害者扶養信託契約

贈与税については、「特定障害者扶養信託契約」を行い、金銭、有価証券などの財産を信託会社または信託業務を営む金融機関に信託したとき、精神障害者保健福祉手帳1級に該当する特別障害者が贈与を受ける場合は6,000万円まで、特別障害者以外の特定障害者が贈与を受ける場合は3,000万円までの贈与税が非課税となります。「特定障害者扶養信託契約」とは、家族などが、特定障害者を受益者として財産を信託し、特定障害者の生活の安定と療養の確保を図る制度です。「特定障害者扶養信託契約」についての詳しいことは、各信託銀行等、信託会社の窓口に問い合わせるとよいでしょう。また、非課税の適用を受けるためには、信託がされる日までに、信託会社を経由して納税地の税務署に「障害者非課税信託申告書」を提出することが必要です。

◉心身障害者扶養共済制度

親亡き後の生活を保障する制度として、心身障害者（含む：精神障害者）を扶養する保護者に万一のこと（死亡・重度障害）があったとき、残された障害者の生活の安定と福祉の増進を図り将来に対して保護者が抱く不安の軽減を図

ることを目的とした、「心身障害者扶養共済制度」があります。

　この制度は、保護者の相互扶助の精神に基づいた、任意加入の制度です。加入者（保護者）が生存中に毎月一定の掛金を納めることにより、加入者が死亡または重度障害となったときは、心身障害者に終身一定額の年金を支給します。

　なお、この制度は都道府県、政令指定都市が条例に基づいて実施している全国的な制度です。加入者がほかの自治体に転出しても、転出先の自治体で手続きをすることで、加入期間を通算できます。具体的な掛金額等については、巻末の**資料**を参照してください。

◉成年後見制度

　多額の財産を相続、管理することが必要となる場合には、成年後見制度の利用を考えてもよいと思います。複雑な権利関係のある財産の管理や有価証券、不動産の管理などについては、専門的な知識が必要な場合も多く、こころの病をもちながら財産管理をしていくことが難しい場合があります。そのようなときに、成年後見制度を活用することで、成年後見人が代理として、本人を法律的に保護し、支えていくことができます。成年後見制度については、**Q80**を参照してください。

【三澤孝夫】

👤家族の思い👤

社会貢献型後見人

　東京都では、親族や弁護士等の専門家以外で後見業務を担う人を養成しています。その人たちを「社会貢献型後見人」といいます。日常生活自立支援事業の生活支援員や一般市民が養成講習を修了して活動しています。各地域の社会福祉協議会が募集しており、作文と面接により選考します。精神障害者へ深い理解のある人や当事者家族も、親が高齢・病気・亡くなった後の当事者の力となるよう、「社会貢献型後見人」の資格を取るため養成講習を受講し実習を経験しています。

（60歳　母親）

82　親が亡くなった後どうするか？

Q　高齢の親御さんから、「親が亡くなった後の本人の生活をどうしたらよいか」との相談を受けました。親亡き後のことを考え、患者さんと家族が、今すべきことなどがあれば、教えてください。

A　「親亡き後の問題」は、複雑で不安や苦悩を抱えてしまいがちですが、親が元気なうちにどのような対策を整えておくのかが重要になります。ここでは、「親亡き後の問題」を「身上監護」「経済的支援」「財産管理」に分けて考えていきたいと思います。

◉身上監護－誰がサポートを行うか

　親亡き後も医療サービス、介護・福祉サービスを利用するためには、さまざまな契約が必要となります。また、障害年金などを収入とする生活費の管理、医療費など支出の管理も必要となるため、成年後見人をつけることも検討すべきでしょう。特に兄弟姉妹、甥・姪など親族のサポートが得られるのであれば、これらの人に成年後見人として就任してもらうことで、後見業務に限らず、例えば手術が必要な場合の承諾者など、いわゆる身元引受人のような身上監護の部分までお願いすることができます。早い段階から家族、親族の協力が得られるかを話し合っておくとよいでしょう。

　このほか、成年後見人を複数立てて役割を分担することや、第三者後見人（弁護士や社会福祉士・精神保健福祉士等の専門職や法人など）に依頼することで家族、親族の負担を軽減し、親の希望する子どもの将来を託すことも方法の一つと思われます。

　また、「どこで生活を継続するのか」という生活拠点の確保も重要な課題となります。長年住み慣れた地域で、今までどおりのサービスを利用しながら生活を送るためには何をしておけばよいか考えておきたいものです。

◉経済的支援－生活資金の確保

　子どもの将来にわたる生活費をどのように確保するのか、といった経済的問題の解決も重要です。また、障害年金等の年金収入や親の遺産などを、長期に

わたり適切に管理していくことも必要です。

　将来にわたる生活資金を確保するための制度として、障害年金以外にも、障害のある人を扶養している保護者が、自らの生存中に毎月一定の掛金を納めることにより、保護者に万一（死亡・重度障害）のことがあったとき、障害のある人に終身一定額の年金を支給する「心身障害者扶養共済制度」の活用もあげられます（**Q81**、**資料**）。生命保険による経済的支援もありますが、加入している保険の種類や特約により給付条件が異なる場合があるため、事前に確認することが必要となります。

◉財産管理－遺産の活用

　遺産の相続手続きは、煩雑で時間もかかることがあります。こうした負担を軽減するため、「遺言信託」を利用する方法もあります。遺言信託とは、委託者（親）が遺言によって、信頼できる人（信託銀行である必要はなく、親族や第三者でも可能です）に対して自己の財産を託し、一定の目的（親亡き後の子どもの安定した生活という信託目的）に従って、受益者（子ども）のためにその財産（信託財産）を管理・処分する制度になります。こうした手続きと成年後見人を組み合わせることで、成年後見人の財産管理の負担を軽減することができます。

　いずれの場合でも、早い段階から「親亡き後の生活」をどのように送るのか、親と本人だけでなく、兄弟姉妹、親族とも話し合うことが望ましいでしょう。また、どのように成年後見人を選任するのかなどの相談については、法テラス（日本司法支援センター）による民事法律扶助を利用することもできます。

　なお、相談を受けた支援者としては、親の希望を確認しながら、このような制度が利用できることを紹介するなどして、親・本人の意向にできるだけ添うよう援助していくことが求められます。

【澤　恭弘】

83　障害年金をもらうには？

Q　障害年金は、どのような人が、どのようなときにもらえるのでしょうか。受給資格がないとされた人もいますが…。

A　障害年金は、国民年金、厚生年金、共済年金などの公的年金に加入中か、20歳未満で精神疾患等の障害の状態にあり、日常生活や労働に支障が出た人などが受給対象となります。障害年金の申請には、国民年金や厚生年金、共済年金等の納付要件（精神科受診の初診月までの保険料の納付要件（あるいは、20歳前に初診日がある場合には、その証明など））や障害状態等を満たすことが求められます。つまり、障害年金の受給要件をまとめると、20歳以上65歳未満の人で、①初診日時点で年金に加入していること、②保険料を一定期間払っていること、③障害の等級に該当する程度の状態であること、が必要となります。詳しくは、巻末の**資料**を参照してください。

　障害年金における障害等級は、1～3級の3段階がありますが、1、2級の障害状態は国民年金法の規定により、3級の障害状態は厚生年金保険法の規定により決定されています。しかし、例えば、国民年金法施行令による障害者等級表では、聴力障害の1級について「両耳の聴力レベルが100デシベル以上のもの」と基準が明確に記載されているのに比べ、精神障害の1級や2級については、いずれも「精神の障害であって、前各号（ほかの障害）と同程度以上と認められる程度のもの」などと記載されており、不明確な基準となっています。そのため、巻末の**資料**に、精神障害者保健福祉手帳の1～3級の等級表も掲載していますので、それを参考に、1～3級の障害の違いをより具体的に理解してもらえればと思います。ただし、障害年金の1、2級は、精神障害者保健福祉手帳の1、2級とほぼ同程度とされていますが、3級については、厚生年金障害年金の3級よりも精神障害者保健福祉手帳の3級のほうがより広い範囲のものとされています。また、障害年金の1、2級の規定においても、精神障害者保健福祉手帳の規定とはまったく同じではないことに注意してください。

　いったん障害年金の受給資格がないとされた人でも、よく調査した結果、受

給資格があったことがわかる場合があります。特に、年金に加入中あるいは20歳未満に精神科には受診していないが、精神疾患発病の徴候があって、本人は無自覚ながら精神症状に伴う不眠などの訴えで内科を受診していた、あるいは、幻聴などの症状で耳鼻科を受診していた場合などでは、その症状や状況を当時のカルテなどによりその病院に証明してもらうことで、障害年金の受給につながったケースもあります。

また、国民年金が任意加入の時期に未加入のままで障害を負ったことにより、障害基礎年金を受け取ることができない人で、元学生とその配偶者に特別の給付金を支給する制度として、2005（平成17）年4月1日から「特別障害給付金制度」が運用されています。

これは、国民年金に任意加入していなかったため、障害基礎年金等を受給できない障害者について、福祉的措置として創設されたものです。支給の対象となる人は、まず、①1991（平成3）年3月以前に国民年金任意加入対象であった学生です。次に、②1986（昭和61）年3月以前に国民年金任意加入対象であった被用者等の配偶者であって、当時、任意加入していなかった期間内に障害の原因となる傷病について初めて診療を受けた日（初診日）があり、現在、障害基礎年金の1、2級相当の障害の状態にある人です。ただし、65歳に達する日の前日までに、障害状態に該当した人に限られます。

なお、障害基礎年金や障害厚生年金、障害共済年金などを受給することができる人は対象になりません。また、給付金を受けるためには、厚生労働大臣の認定が必要になります。

【三澤孝夫】

当事者の思い

障害年金はもらえないものと…

　私は初めて精神科を受診した時、20歳を過ぎていて年金に加入していなかったので、障害年金はもらえないものと思っていました。しかし、家族会の勉強会などで初診は精神科でなくてもよいこと、初診から長い年月が経っていて証明書がとれなくても本人申立てで申請できることを聞き、20歳前に頭痛で内科を受診したのを思い出し、最近もらえるようになりました。大変助かっています。　　（43歳　女性）

84　働いたら障害年金をもらえない？

Q 家族から「障害年金をもらっていると、将来就職できなくなるのか」という相談がありました。どのようになっているのでしょうか。また、働き始めたら障害年金がもらえなくなったという患者さんもいるようですが、再度もらえるようになるのでしょうか。支給停止もあると聞きましたが…。

A 「障害年金をもらっていると、将来就職できなくなる」というのは誤解です。障害年金は、病気や事故などが原因で何らかの障害をもち、生活していくことが不自由な状況にある人のうち、一定程度の障害の状態にあり、所定の年金保険料を納付していた人などに対して、年金という形の経済給付をして生活を保障する制度です。たまたま現状では仕事に就いてなくて年金を受給しているとしても、その障害を抱えたままでできる仕事に就くことについて、禁止や制限をされることはありません。現在の社会としては、むしろ障害者の就労支援に積極的です。

確かに、患者さんのなかには、働き始めたら障害年金がもらえなくなった、という人はいます。障害年金では障害の重さを表す「等級」が決められており、国民年金では障害が重いほうから１級、２級、厚生年金では１級、２級、３級まであります。患者さんが働き始めたことによって、「障害が軽くなって、この等級に該当しない状態になった」と評価されると支給停止になります。

しかし、必ずしも働いているすべての人が等級不該当で支給停止になるとは限りません。どのような状態が障害等級に該当するのかについては、厚生労働省によって基準がつくられ公開されています（「国民年金・厚生年金保険 障害認定基準」）。診断書に記載された状態からこの基準に基づいて等級が判断されます。

すべての障害に共通する等級認定基準のポイントは、次のようになっています。なお、巻末の**資料**も参照してください。

> 1級　他人の介助を受けなければほとんど自分のことができない程度のもの。例えば、活動の範囲がおおむねベッド周辺や寝室内に限られるものです。
> 2級　必ずしも他人の助けを借りる必要はありませんが、日常生活は極めて困難で、労働により収入を得ることができない程度のもの。例えば、活動の範囲がおおむね病棟内や家屋内に限られるものです。
> 3級　労働が著しい制限を受けるかまたは労働に著しい制限を加えることを必要とする程度のものです。

　そして、現に仕事をしている人については、就労支援施設や地域活動支援センターなどに限らず、雇用契約により一般就労をしている人であっても、周囲からの援助や配慮のもとで働いています。したがって、診断書に記載するに際しては、実際に「働いている」ということだけで、日常生活能力が向上したものとはとらえず、その療養状況を考慮し、仕事の種類、内容、就労状況、仕事場で受けている援助の内容、ほかの従業員との意思疎通の状況等を十分確認したうえで判断します。

　しかも、統合失調症や気分(感情)障害については、症状が必ずしも固定的ではなく、経過のなかで好転することや急激に悪化することがあるので、たまたま診断書の記載時には働いていたとしても、「現症」だけではなく、発病時からの療養と症状の経過、そして日常生活活動等の状態を十分考慮するものとされています。したがって、等級認定基準からみても、必ずしも働き始めたことによって障害年金がもらえなくなるとは限りません。

　働けるようになったことで、「障害が軽くなり等級には該当しなくなった」と判定された場合、年金は支給停止となります。しかし、最低でも65歳に達するまでの間であれば、再度、障害が悪化して等級の状態になったら、障害年金はもらえるようになります。ただし、これには申請が必要です。申請の際には、年金受給者支給停止事由消滅届に診断書を添えて、最寄りの年金事務所または市区町村国民年金担当課に申請することになります。

【漆畑眞人・大城美智代】

85 障害年金と遺族年金

Q　「障害年金をまとめて受け取りたい」という患者さんがいますが、このようなことはできるのでしょうか。また、患者さんが障害年金を受けたら、親の遺族年金はどうなるのでしょうか。

A　まず前半の質問、「障害年金をまとまったお金で受け取ることができるか」についてお答えします。

　基本的に、年金は毎月の支給額が決められており、2か月に1度（偶数月）、前月分と前々月分がまとめて支払われるものです。したがって、「今後の数年分をまとめて受け取りたい」といってもそれはできません。ただし、初めて障害年金を請求したときに、すでに等級認定基準に該当する障害を抱えており、もらえるはずだった過去分の年金があると、まとめて受け取ることができる場合があります。

　障害年金の請求は、20歳以上で、「障害認定日」が来ていれば行えるものです。「障害認定日」とは、障害の原因となる傷病で初めて医療機関にかかった日（初診日）から1年6か月経った日、または、その間に傷病が治って障害が固定した日のことをいいます。しかし、障害認定日に障害年金を受給できる程度の障害にあったのに、それを知らなかったり、あるいは手続きができなかったりして、障害年金の請求ができずに何か月〜何年も過ぎてしまうことがあります。このような場合に「遡及請求」（もらえるのにもらっていなかった期間の分を遡って請求する方法）を行えば、本来支給されるはずだった分（障害認定日の翌月から現在までの分）の年金をまとめて受け取ることができます。ただし、法律で時効が定められており、遡及請求できる年金は最大で5年分です。

　ちなみに、障害認定日においてまだ障害年金の障害等級の程度にはなかったものの、その後にその程度まで達する障害の状態になった場合は「事後重症による請求」となります。この場合は、年金の支給開始が請求日の翌月分からとなり、過去に遡ることはありません。そこで、遡及請求では、現在の診断書のほかに、すでに障害認定日に等級程度の障害があったことの証明として、過去

の診断書も必要です。なお、障害認定日の前後3か月以内の状態がその診断書に書かれていることが求められます。

続いて、後半の質問、「患者さんが障害年金を受けたら、親の遺族年金はどうなるのか」についてお答えします。

親が亡くなった場合は、その親によって生計を維持されていた子などのうち一定の条件にある人は、その親が加入していた年金から遺族年金が支給されます。遺族年金のうち、国民年金の遺族基礎年金と厚生年金の遺族厚生年金については、「子」は未婚であることが条件で、原則的には18歳となったあとの3月31日までしか受け取ることができません。例外的に障害（障害年金1、2級相当）のある子で未婚の場合は20歳の誕生日になるまでの間受け取ることができます。その際、20歳未満の子は1、2級「相当」であることを証明する診断書を提出します。

これに対して、共済年金の遺族共済年金は、「子」は未婚であること、原則的には18歳となったあとの3月31日までしかもらえないことは条件として同じですが、障害（障害年金1、2級相当）のある子で未婚の場合は年齢制限がありません。この場合は、子は自分の「障害」年金と親からの「遺族」年金の両方の受給権を得ます。ただし公的年金には「一人一年金の原則」があるため、どちらかの年金を選択しなくてはなりません。しかし、65歳になれば、「障害」基礎年金と「遺族」共済年金を組み合わせて併給することが可能となります。

【阿部佳子・漆畑眞人】

👥 家族の思い 👥

年金を一度却下されたけれど…

息子の場合は、障害年金の加入要件も納付要件も満たしていましたが「病状が受給資格に該当しない」（つまり症状が軽い）として一度は却下されました。6年後、ほかの用件で精神保健福祉センターに相談した時に、年金申請却下の経緯を詳しく尋ねられたので、6年前の申請書のコピーを見てもらったところ、「日常生活状況」の書き方に問題があったのだと指摘されました。つまり、日常生活をほぼ無難にこなせているのは、親と同居して親の支えがあるからで、本当の自活とはいえないということです。そこを訂正するなどして、「事後重症」として再度申請したところ、受理され、発病10年余りでようやく年金を受給することができました。（75歳　母親）

86 生活保護を受けるには？

Q 生活保護はどのようなときに受けることができるのでしょうか。また、生活保護を受けて生活しているアパートから引越したいという人がいますが、費用は出ますか。

A 生活保護は、「国が生活に困窮するすべての国民に対し、その困窮の程度に応じ、必要な保護を行い、その最低限度の生活を保障するとともに、その自立を助長すること」と、法律にその目的が規定されています（生活保護法第1条）。ここでいう「生活に困窮する」状態とは、すなわち、病気やけが、障害などのやむを得ない理由により働くことができず、最低限度の生活に必要な収入を得ることができない状態のことを指します。このような状態にある人は、一定の条件のもとで生活保護費を受給することができます。このため、働ける状態にあるにもかかわらず働こうとしない状態では生活保護を受けることができません。

なお、生活保護を申請する前には、自分のもっている資産や能力を最大限に活用する必要があります。例えば、預貯金、生命保険、土地、家屋などがある人は、これらの資産をまず活用することになります。また、親や子、兄弟姉妹といった扶養義務者から金銭的援助を受けることができる人もそちらを優先することになります。もちろん、扶養義務者からの金銭的援助は強制ではありませんが、扶養義務者には援助が可能かどうか、確認の書類が届くことになっています。こういったことに加えて、年金、仕送り、手当てなどの収入の合計が生活保護制度の最低生活費を下回っていることが、生活保護を受ける条件になります。ただし、最低生活費は居住地域によって異なります。

次に、生活しているアパートからの引越し費用についてお答えします。生活保護上の通達のもと、引越しに要する資金を福祉事務所が認めるのは16の場合に限られています。例えば、すでに生活保護を受給中の人であれば、以下の場合などです。

①現在の居住地が就労の場所から遠距離にあり、通勤が著しく困難で、転居す

ることが世帯の収入の増加や自立助長に特に効果的に役立つと認められる場合
② 火災等の災害により現住居が消滅し、または居住にたえない状態になったと認められる場合
③ 老朽または破損により居住にたえない状態になったと認められる場合
④ 世帯人員からみて著しく狭いと認められる場合
⑤ 家主が相当の理由をもって立退きを要求し、または借家契約の更新の拒絶もしくは解約の申入れを行ったことにより、やむを得ず転居する場合
⑥ 病気療養上著しく環境条件が悪いと認められる場合または身体障害者がいる場合であって設備構造が居住に適さないと認められる場合

　単に「引越したいから」という理由だけでは、福祉事務所から転居費用を出してもらうことはできません。例えば、隣人の騒音により症状が悪化した場合などは、⑥に該当する可能性がありますので、福祉事務所の生活保護担当者（ケースワーカー）とよく相談したうえで、主治医に「現住居から速やかに転居することが療養上望ましい」等の意見書を書いてもらうことで認められる場合があります。

　また、これから生活保護を受給する人の場合は、アパートへの引越し費用（入居費用）が住宅扶助から支給されます。入居費用には、敷金、礼金、火災保険料、仲介手数料などが含まれます。ただし、支給される金額は居住地によって異なり、例えば東京23区など「1級地－1」に該当する地域のアパート入居費用は、27万9,200円以内になります（平成25年度生活保護基準額表による）。なお、高齢や障害により身体が不自由な人の場合などは、荷物の運搬費用が支給されることもあります。生活保護受給の問い合わせ窓口は、居住地の福祉事務所になりますので、まずは相談してみるのがよいかと思います。

【澤恭弘・浪花美穂子】

87 生活保護の自立支援プログラムと生活困窮者自立支援法

Q 生活保護制度のなかに自立支援プログラムというものがあると聞きましたが、これはどのようなものでしょうか。また、生活困窮者自立支援法という法律についても教えてください。

A 生活保護法は、生活に困窮する国民に対して必要な保護を行い、最低限度の生活を保障するとともに、その自立を助長することを目的とするものです。近年の経済状況を反映して、生活保護受給者数は2012（平成24）年には過去最多の212万人に達しています。

生活保護というと、収入のない人への現金支給というイメージがありますが、近年では「自立支援プログラム」というものが実施されています。内容としては、①就労などによる経済的自立の支援、②健康の回復による日常生活自立の支援、③地域社会で充実した生活を送る社会生活自立の支援、の三つの柱に基づく支援について、受給者の状況や能力に応じて実施されます。精神科病院に社会的入院状態で長期入院している受給者の人々への退院支援（精神障害者等退院促進事業）も、この自立支援プログラムの一つです。

生活保護法に基づく入所施設として救護施設があります。これまで身体・知的障害を主対象としていた施設ですが、近年では精神障害のある人の入所者比率が高くなっています。全国の救護施設を対象とした調査（平成22年度全国救護施設実態調査）によれば、入所者約1万7,000人のうち、精神障害のある人は9,000人を超え、5割以上を占めており、そのなかでも、入所前は精神科病院にいた人が全体の約3分の1を占めており、生活保護を受給している人の退院先として活用されていることがわかります。

救護施設は現に生活保護を受給している人しか利用できませんが、生活保護は要件さえ満たせば誰でも申請により受けることができます（**Q86**）。これまで、障害年金と家族の支援により入院中であった人が、お金がないために退院先のアパートを確保できず社会的入院を続けていることが多くありました。長期に

入院していてすでに帰り先を失っており、家族も経済的支援を行う余裕はないが、主治医は一人暮らしを勧めているということであれば、生活保護を活用することを考えてよいでしょう。本人の収入が障害年金しかなく、生活保護法の定める最低限度の生活を保障する都市圏の基準額を下回ることになるのであれば、入院中の単身者世帯として病院所在地の福祉事務所に受給申請を行うことは可能なわけです。生活保護が受給できれば、自立支援プログラムの一つである精神障害者等退院促進事業を活用することも可能となり、入院中から退院後の生活まで、福祉事務所の生活保護担当者（ケースワーカー）の協力を得ることができるようになります。

一方、2013（平成25）年12月には、不正受給の罰則を強化する改正生活保護法と、生活困窮者の自立を促す「生活困窮者自立支援法」が国会で可決、成立しました。改正生活保護法では、不正受給対策として罰金の上限を100万円に引き上げるなどの厳罰化の措置が盛り込まれ、生活困窮者自立支援法では、生活困窮者向け相談窓口の設置が自治体に義務づけられました。この法律による自立相談支援事業は、訪問支援（アウトリーチ）も含め、生活保護に至る前の段階から早期に支援し、生活と就労に関する支援員を配置し、ワンストップ型の相談窓口により、情報とサービスの拠点として機能させ、一人ひとりの状況に応じ自立に向けた支援計画を作成するものです。住居確保給付金は、離職により住宅を失った生活困窮者等に対し、家賃相当の「住居確保給付金」（有期）を支給するもので、給付の要件としては、例えば東京都区の場合、収入要件として単身世帯で月収13万8,000円未満、資産要件として単身世帯で50万円以下とされる予定です。その他、就労準備支援事業、一時生活支援事業、家計相談支援事業、学習支援事業、就労訓練事業その他を実施することとなっています。これらの事業は2015（平成27）年4月から始まります。

生活保護については、福祉事務所のケースワーカー等が圧倒的に不足している、受給する人が増え自治体の財政を圧迫している、収入があった分の扶助が減額されるため就労意欲をそぎ自立を大きく阻害しているなど、多くの課題を抱えていますが、積極的な活用を図りたいものです。

【古屋龍太】

88 障害者雇用促進法とは？

Q 障害者雇用促進法とはどのような法律でしょうか。

A 障害者雇用促進法の正式名称は、「障害者の雇用の促進等に関する法律」であり、主に障害者の雇用と在宅での就労の促進について定めた法律です。1960（昭和35）年に「身体障害者雇用促進法」として制定され、1976（昭和51）年には身体障害者の雇用が事業主の雇用義務となりましたが、1987（昭和62）年に知的障害者も適用対象となり、法律の名称も現在のものに改められました。その後、1997（平成9）年には知的障害者の雇用も事業主の義務となり、2006（平成18）年には精神障害者（精神障害者保健福祉手帳所持者）である労働者および短時間労働者も適用の対象となりました。なお、2018（平成30）年4月からは精神障害者（手帳所持者）の雇用も義務化されます。

障害者雇用促進法の目的は、「身体障害者又は知的障害者の雇用義務等に基づく雇用の促進等のための措置、職業リハビリテーションの措置その他障害者がその能力に適合する職業に就くこと等を通じてその職業生活において自立することを促進するための措置を総合的に講じ、もつて障害者の職業の安定を図ること」とされています。

障害者雇用促進法は全5章より成り立っており、主に❶職業リハビリテーションの推進と、❷身体障害者・知的障害者の雇用義務等に基づく雇用の促進等、の2点について規定されています。

❶職業リハビリテーションの推進

職業リハビリテーションの推進については、地域の障害者就労支援関係機関において障害者の職業生活における自立を支援するため、ハローワーク（公共職業安定所）における障害者の態様に応じた職業紹介、職業指導、求人開拓等を実施することのほか、地域障害者職業センター（各都道府県に設置）での専門的な職業リハビリテーション（職業評価、職業準備訓練、ジョブコーチの派遣など）を実施すること、障害者就業・生活支援センターにおける障害者の就業・生活両面にわたる相談・支援の充実を図ることについて明記されています。

❷身体障害者・知的障害者の雇用義務等に基づく雇用の促進等

　身体障害者・知的障害者の雇用義務等に基づく雇用の促進等については、事業主を対象とした、障害者の法定雇用率に相当する人数の身体障害者・知的障害者の雇用義務制度や、障害者の雇用に伴う事業主の経済的負担の調整を図るための障害者雇用納付金の徴収および障害者雇用調整金の支給、障害者を雇用するための施設の設置・介助者の配置等に対する助成金支給制度、重度身体・知的障害者である短時間労働者（週20時間以上週30時間未満労働者）等および精神障害者に関する特例について明記されています。

　この法律のうち、精神障害者に関する特例についての条文では、主に現行の法律にて規定された身体障害者・知的障害者の雇用義務制度や障害者雇用調整金などの各種助成金の支給要件において、精神障害者の雇用についてもその対象とみなすということが明記されています。

【中村真英】

👤家族の思い👤

働きたいという本人を目の前にして…

　就労先を見つけなければと、息子はハローワークに日参したり、新聞広告で探したりしていましたが思うようにはいきませんでした。ある日、ハローワークの面接官に職業訓練所の話を聞くと、通院しているのなら、就労に関する主治医の意見書をハローワークに出すように言われたとかで、本人が担当医に申し出て意見書を書いてもらったりしていました。なお、求人先から精神障害者保健福祉手帳のコピーを要求されることが多いので、病院の精神保健福祉士に相談にのってもらい、先日手帳を交付してもらいました。市の就労支援センターへの登録もできましたが、もう半年も休職中ですので、本人の希望が叶うのを切に願っているところです。

　ただ、親として気が楽になったことが一つだけあります。手帳を申請することに、息子が最終的にはあまりこだわりをみせなかったことです。それまでは、こちらの言い分をわかってくれないときなど、怒ったりしてはいけないと理屈ではわかっていても、つい年甲斐もなくむきになって怒ったりしたものです。少しでも人なみになればという気持ちが先行していたのだと思います。しかし、働きたいという本人の意欲などをみて、私のそのような思いも変わりつつあります。

（78歳　父親）

89 法定雇用率が変わった？

Q 精神障害者の雇用率に変更があったと聞きました。どのようになったのでしょうか。

A 障害のある人の雇用については、障害者の雇用の促進等に関する法律（障害者雇用促進法）において、法律で定められた雇用率（法定雇用率）に相当する以上の身体障害者および知的障害者を雇用しなければならないということが規定されています。当初は、雇用率の算定対象となる障害種別に精神障害者が含まれていませんでしたが、2006（平成18）年4月より精神障害者も算定対象となりました。なお、ここでいう精神障害者は、精神障害者保健福祉手帳の所持者を指します。また、2013（平成25）年4月に障害者の法定雇用率が15年ぶりに引き上げられ、民間企業における法定雇用率がこれまでの1.8％から2.0％となりました（ほかに、障害者雇用を積極的に推進するという目的のもとに、市町村の教育委員会は2.0％から2.2％に、官公庁等は2.1％から2.3％にそれぞれ引き上げられました）。

障害者の法定雇用率には設定根拠となる算定式があります。「わが国における常用労働者数と失業者数の合計に法定除外率（注1）相当労働者数を差し引いたもの」を分母とし、「障害者である常用労働者数と失業者数」を分子とする計算式によって算出されています。これまで、分子となる「障害者である常用労働者数と失業者数」の対象となる障害者が身体障害者と知的障害者に限られていましたが、2018（平成30）年4月より精神障害者も含まれることになりました。つまり、2018（平成30）年4月から精神障害者（精神障害者保健福祉手帳所持者）も雇用義務の対象となります。

このことに限らず障害者の雇用については、民間企業、特に大企業を中心とした社会貢献・CSR（企業コンプライアンス）の積極的な取組みにより、年々障害者の雇用が増加しています。さらに、2010（平成22）年7月より実施された、法定雇用率における障害者の雇用カウントの変更（週20時間以上30時間未満の、いわゆる短時間労働者の雇用率カウント化）をはじめとした障害者雇用

促進法の一部を改正する動きや、企業が障害者を積極的に雇用することを奨励するための各種助成金制度の充実、ハローワーク（公共職業安定所）による法定雇用率未達成企業への雇用指導強化などの取組みにより、障害者が働きやすい（自立・社会参加しやすい）環境が整備されつつあるといえます。

　こうした障害者の雇用に関する企業の社会的な取組みにより、厚生労働省職業安定局が発表した民間企業における障害者の実雇用率は、2013（平成25）年6月1日現在、法定雇用率対象全企業において1.76％となり、前年比で0.06％上昇しました。とりわけ従業員1,000人以上の大企業においては1.98％、前年比で0.08％の上昇となっており、大企業においては法定雇用率を遵守しようとする企業の取組みが年々明確化されているといえます。

注1）障害者雇用促進法では、障害者の職業の安定のため、法定雇用率を設定している一方で、一律に雇用率を適用することが適当でない業種もあることから、雇用する労働者数を算出する際に、障害者の就業が一般的に困難であると認められる職務の割合について、障害者の雇用義務を軽減する制度を設けていました。この制度は現在廃止されていますが、経過措置として存在しており、廃止の方向で段階的に除外率を引き下げ、縮小させています。

【中村真英】

👪 家族の思い 👪

生きていることだけで…

　統合失調症の息子の同級生で、先に逝った方がおられました。そのことが契機となり、多くの問題を一度に解決できたと思っています。それは毎日、元気で本人が生きていることを確認するだけで、親である自分は十分満足であるとの考えが生まれたからです。それ以来、お金の問題も、就労の問題も、暴力の問題も、病の問題も、自分から少しずつですが離れていきました。この考え方のおかげで、自分自身までが救われました。

（64歳　父親）

90　働きたいときの相談先は？

Q こころの病のある人が仕事に就きたいときは、どこに相談すればよいのでしょうか。また、支援機関でどのような取組みがされているかについても教えてください。

A 障害者の雇用については、民間企業、特に大企業を中心とした社会貢献・CSR（企業コンプライアンス）への積極的な取組みや、法定雇用率における障害者の雇用カウントの変更（週20時間以上30時間未満の、いわゆる短時間労働者の雇用率カウント化）をはじめとした「障害者の雇用の促進に関する法律」（障害者雇用促進法）の一部を改正する動きにより、障害者が働きやすい（自立・社会参加しやすい）環境が整備されつつあるといえます。

　こころの病のある人の雇用もこうした動きを受け、年々増加傾向にあります。ハローワーク（公共職業安定所）の障害者の職業紹介部門では、新規登録件数・職業紹介件数・就職件数のいずれにおいても精神障害者の増加割合が顕著になっています。これは、仕事に就きたいと希望するこころの病のある人が増えている一方で、障害者を雇用する企業においても、こころの病のある人の雇用について積極的に取り組んでいる現れであるといえます。

　こころの病のある人が仕事に就きたいときの相談や支援・訓練機関としては、❶ハローワーク（公共職業安定所）、❷障害者職業センター、❸障害者就業・生活支援センター、❹障害のある人のための職業能力開発校、などがあります。また、東京都単独の事業として❺区市町村障害者就労支援事業（障害者就労支援センター）があります。ハローワークは開所時間内であればいつでも窓口で相談ができますが、その他はいずれの機関も、まずは電話等で問い合わせをし、相談（面談）の予約をしてから訪問するとよいでしょう。

❶ハローワーク（公共職業安定所）

　厚生労働省所管の職業相談機関。職業相談・紹介のほか、失業給付の認定などを行っています。職業相談・紹介については障害のある人向けの窓口（専門援助部門）があり、おおむね地域（2～3行政区域）ごとに設置されています。

❷障害者職業センター

　独立行政法人高齢・障害・求職者雇用支援機構が運営する、障害のある人のための相談機関です。都道府県に1か所ずつ設置（東京と大阪は2か所）され、職業評価・職業準備訓練・ジョブコーチの派遣などの専門的な職業リハビリテーションを実施しています。

❸障害者就業・生活支援センター

　国が主管し、各都道府県が設置している、障害のある人の就労支援機関です。障害のある人の就業・生活両面にわたる相談・支援を行っています。

❹障害のある人のための職業能力開発校

　国および都道府県単位にて設置しているところがあります。近年の障害者雇用事情や地域性を活かした科目が設定されています。

❺区市町村障害者就労支援事業（障害者就労支援センター）

　東京都の場合、都が主管となり各自治体にて設置している、障害のある人の就労支援機関があります。就業・生活支援センターが広域（都内6か所）であるのに対し、各自治体に設置されているので、より密接な支援を受けることができます。

【中村真英】

👪家族の思い👪

家族会の先輩からのアドバイス

　統合失調症の子どもをもつ夫婦ですが、私たちが家族会の先輩からいただいたアドバイスのなかで、いつも忘れないでいることを紹介します。
　①家族も大変なんだけど、いちばんつらくて大変なのは、本人なんだよ
　②この病気は焦らないことよ。薄皮を剥ぐように接してやることが大切よ
　③親にも親の人生がある。少しは息抜きをすることも必要。そうすれば、本人にもよい影響を与えることになる

(66歳　父親)

91 安定して働くために必要なことは？

> **Q** 一般の人のようには働けないのですが、こころの病がありながらも働きたいという人は多くいます。こころの病のある人が安定して働くには、どのようなことが必要でしょうか。将来の生活が見通せる社会保障制度はあるのでしょうか。

A こころの病がありながらも仕事をしている人は大勢います。また、現在仕事に就いていなくても、「できることから始めたい」「いずれは自立した生活をしたい」など、希望をもっている人も大勢います。「実際に仕事を始めることで、生活にハリが出てきた」「自分に自信がもてるようになった」「働くことで社会に参加していると思える」などの発言も多く聞かれ、働くことは人にとって生きるうえで大切なことの一つだとわかります。

しかし、"安定して働く"、また"長く仕事を続ける"ためには、いくつか必要なことがあります。どのようなことが必要でしょうか。具体的に考えてみましょう。

まず、本人の現在の病状は安定しているでしょうか。主治医や支援者、家族など、周囲の人たちも交えて、よく相談することが大切です。ようやく病状が落ち着いてきたばかりなのに、焦って早く働こうとしてしまうと、かえって病気の再発につながってしまうことが多いものです。

また、本人のしたい仕事の内容や労働時間についてはどうでしょうか。たとえ「やってみたい！」と思った仕事でも、長時間の仕事や非常に体力を使う仕事は、大きなストレスがかかることがあります。無理をしてがんばって働いても、長く続けるのは難しいかもしれません。また、夜勤や早朝出勤のある仕事は、生活リズムが整わなくなったり、決まった時間に薬を飲むことが難しくなったりする可能性もあります。どのような仕事でも負荷はかかりますから、よく検討することが大切です。

そして、体調が悪くなったときはもちろん、困ったことがあったときに、すぐに話したり相談したりできる人が本人にはいるでしょうか。相談相手は、病

院の医師やソーシャルワーカー（精神保健福祉士等）、家族に限りません。保健師や相談支援事業所の職員、職業訓練の指導員など、小さなことでも相談できる人が身近にいることが、長く働き続けるうえで大きな支えになります。

　働くことは、生活リズムが整い、病状が安定し、服薬を守ることができ、主治医や支援者や家族の理解や支えがあって、初めて実現できることだと思います。決して無理をせず、段階を踏んで、本人に合った働き方を見つけるようにしましょう。

　また、本格的な就労の準備段階として、就労移行支援事業所や就労継続支援事業所への通所、職業能力開発校への通学、ハローワーク（公共職業安定所）の障害者窓口での相談などを利用する方法もあります。就労と障害の開示についての問題もあります。**Q66**（障害の開示）や**Q90**（相談・支援）などの項目も参考にしてください。

　将来の生活を見通す社会保障制度については、さまざまな種類がありますが、生活の基盤となる経済的支援としては、年金制度や生活保護制度、特別障害者手当、生活福祉資金貸付制度などがあります。医療費の負担を減らすための自立支援医療（精神通院医療）もあります。また、精神障害者保健福祉手帳を取得すると、いろいろな税制上の優遇措置が受けられるほか、公共料金などの減額・免除が受けられることもあります。これらの制度は多岐にわたっており、申込みや実施がそれぞれの窓口や機関で行われています。市区町村の窓口や病院の相談室などで確認するとよいと思います。経済的支援についての項目（**Q83**、**Q84**、**Q86**、**Q87**など）も参照してください。

　"安定して働く"ことに加えて、障害の程度や収入に応じてさまざまな制度を活用し、それぞれの生活スタイルに合った働き方が見つけられるとよいですね。

【若林朝子】

92 IPSとは？

Q こころの病がある人が働くことを支援する方法について、IPSがよいと聞きました。IPSとは、どのようなことをするのでしょうか。

A IPSは、こころの病がありながらも充実した人生を歩めることを目指して、就労などの社会参加支援を行うものです。

　一般的にこころの病のある人は、対人関係が苦手であり、ストレスにも弱く、また不器用なため、これらを克服する訓練をしてからでなければ働けないと考えられた結果、訓練を重視する就労支援が多く提供されてきました。ところが、リハビリテーション室などでの訓練はモチベーションが保てないうえに実際の職場で活かせることも少なく、就職できる人は2割程度でした。しかし、本人の希望やできることに着目して職探しをいち早く行い、実際に働く職場に合わせて支援すると就職できる人が増えました。さらに、本人の希望や気持ち、そして長所を尊重し、医療と一体となり支援すると、統計的により高い就職率（約6割）や就業日数への改善が確認できました。この方法を「一人ひとりを（社会あるいは職場に）配置して、支援する」という意味の「Individual Placement and Support」の頭文字を取り、IPS（アイ・ピー・エス）と呼びます。

　IPSによる支援方法は、研究成果が確認されている支援方針をもとにつくられた八つの原則で具体的に示されています。いずれも、IPSではない就労支援と比較した対照試験において、就職率や就職後の定着率、働き続けた期間の長さなどの効果について統計的に有意な差があり、「エビデンスに基づいたプログラム（EBP）」と考えられています。

　例えばIPSを提供している病院では、患者さんが働きたいことを主治医等に相談すると、IPSを担当する就労支援担当者がすぐに面接し、夢・大切にしていることや働きたい理由、長所、興味、スキルなどを聞き、体調悪化の注意サインを確認していく体調管理支援と、職探しや必要な合理的配慮の検討等を行う就労支援が同時に始められます。就職後も面接や事業主との交渉等により、体調や目標の自己管理支援や職場で起きている課題への対処等を行うことで、働き続けるための支援が具体的に継続されます。

第6章 知っておきたい制度とサービス

1. 一般就労の原則。就職前の訓練や授産作業は必須と考えず、障害者でなくても応募でき、最低賃金が払われるような一般就労を現実的な目標だと考えます。
2. 患者さん本人の選択による参加資格。参加資格の審査はなく、病名や症状の程度、犯罪歴や入院歴の有無、入院中かどうかは問われません。参加するかどうかは患者さん本人が決めます。
3. 医療との統合。就労支援と医療機関にて医師らにより行われる治療や臨床的な支援は、同じチームのもと一体的に提供します。
4. 患者さん本人の好みへの注目。やりたいこと、得意なこと、興味があることはもちろん、患者さん本人が好む働き方や支援方法を尊重します。
5. 経済的給付への対応。働いて収入を得た場合の、生活保護や障害年金の受給資格や支給額への影響も考えながら支援します。
6. 迅速な職探し。「働きたい」という意志をもって参加したら、カウンセリングや適性検査などに時間を取らず、やりたいことや興味・特技などを参考に、なるべくすぐに具体的な仕事を探し始めます。
7. システマチックな職場開拓。仕事探しは求人情報などの会社の都合に合わせるのでなく、戦略的に会社の人に会い提案するなどの方法により開拓します。
8. 個別的かつ無期限の支援。一人ひとりに合わせて支援し、就職しても支援を終える決まりはなく、働くための支援を終える時期は患者さん本人と話し合って決めます。

　健常者とともに働くことは、働けないというストレスを軽減するだけでなく、社会のなかで価値ある役割をもつことにつながるため、自信や達成感、生きることへの目標を得るチャンスになります。働くことにより、収入が増えて経済的に安定するだけでなく、生活の質の向上や自己肯定感の増大へとつながり、症状の管理が改善することも報告されています。なおIPSは、健常者とともに働くことだけでなく、大学や専門学校などで学ぶことも支援します。

【飯野雄治・中原さとみ】

93　障害者虐待防止法とは？

Q 障害者虐待防止法について教えてください。

A 障害者虐待の防止、障害者の養護者に対する支援等に関する法律（障害者虐待防止法）は、2011（平成23）年6月に成立し、2012（平成24）年10月1日より施行されました。障害者に対する虐待が障害者の尊厳を害するものであり、障害者の自立・社会参加にとって、虐待を防止することが障害者の尊厳を保持し、障害者の権利利益を擁護することにつながると考えられています。また、障害者虐待の当事者となりやすい養護者（障害者の家族・親族など）に対して相談や助言などの支援を行うといった、負担の軽減の措置についても定めています。この法律は一言で言うと、「障害者を虐待しない、させない」ための法律であるといえます。

主に次のような行為が虐待にあたります。

身体的虐待：けがをさせる、理由もなく身体を縛るなど
性的虐待：無理やり体にさわる、わいせつなことをする・させるなど
心理的虐待：ひどく乱暴な言葉を言う、無視するなど
放棄・放置（ネグレクト）：食事を少ししか与えない、長時間放置するなど
経済的虐待：本人の年金や給料を渡さない、本人のお金を勝手に使うなど

対象者は、「身体・知的・精神障害（発達障害を含む）その他の心身の機能の障害がある者」であり、対象者の年齢や障害者手帳の有無は問いません。主な障害者虐待が起こり得る場所としては、「家庭」「施設」「職場」を直接の対象としています。これは、親子や支援者などの密接な関係や、家庭や施設・職場などの限られた空間では、平等感の希薄化や基本的な人権意識の欠如・障害者への無理解から虐待が起こり得るものと考えられるからです。

また、障害者の虐待に対しては、①早期発見義務と、②通報義務の二つの義務が課せられています。早期発見義務については、障害者福祉施設・学校・保健所・医療機関など、障害者の福祉に業務上関係のある従事者や団体の使用者は、障害者虐待を発見しやすい立場にあることを自覚し、虐待の早期発見に努

めなければならないことが法律で規定されています。

　一方、通報義務についても、養護者（障害者の家族・親族など）・障害者福祉施設従事者等による虐待を受けたと思われる障害者を発見した者は、速やかにこれを市町村に通報しなければならない、とされており、この義務は障害者福祉施設従事者などに限らず、広く一般住民に対しても課せられています。通報を受けた市町村は、障害者虐待の事実（状況）確認を行い、必要に応じた対策を立てます。

　このように障害者虐待防止法には、障害者の虐待を未然に防ぐ役割だけでなく、養護者が虐待に至った状況を知り、その原因を取り除いて再び虐待が起きないようにすることも大きな目的の一つとしてあるといえるでしょう。

　なお、障害者虐待防止法では、「病院」「学校」「保育所」における虐待については通報義務の対象外となっており、各方面からさまざまな課題が指摘されています。障害者虐待防止法は施行してから3年後に見直しを図ることとなっていますが、この点についても法の附則のなかで検討課題としてあげられています。

【中村真英】

👤家族の思い👤

息子との二人三脚

　病院の門をくぐってから、息子との二人三脚が始まりました。息子と対面し、安心して帰路につけた日もあれば、不安と焦りを胸に抱いた日もありました。「一日だけでいい、息子と代わってあげたい」と思った日もありました。出入り口で着替えのシャツを手渡す際、「ありがとう」の言葉しか出ない日が何日あったでしょう。5文字に託す親心です。外泊が許された日には顔がほころんで手を取り合って喜びました。一緒に院内を散歩できた日のことも忘れられません。

　そして数年が経ち、病院の皆さんの手厚い支援のおかげで、息子は目を見張るほどよくなりました。重い身体と足を一生懸命運びながら、作業療法に通った日々。時には仲間と一緒に外食したこともありました。ある時、息子がポツリと「お母さん、以前よりずっとからだが楽に動かせるようになった気がする」と言い、私は「元のからだに戻るよう、あなた自身が頑張っているからかもしれないね。何よりうれしいよ」と返しました。今、そんなたわいのない言葉を交わすことのできる日々に感謝しています。

（63歳　母親）

94 権利擁護機関

Q こころの病のある人の権利擁護にあたって、どのような機関があり、具体的にどのような活動がされているのでしょうか。また、権利擁護にあたって、支援者にはどのような視点が求められるのでしょうか。

A 権利擁護に関する相談機関ですが、民間から公的機関までさまざまあります。また、権利擁護の中身も幅が広く、こころの病があるために、相手にうまく意思が伝えられない、自分の気持ちをうまくまとめられない、受けられるはずのサービスや支援が受けられない、手続きなどが思うように進まないなど、多種多様なことへの対応が必要になります。

このようなトラブルから本人の権利を擁護する機関についてまとめます。

◉公的機関（市区町村は除く）

・社会福祉協議会・権利擁護センター　等

　権利擁護相談や成年後見制度などの相談・支援を行っています。本人、家族、関係機関からの相談を受けています。

・自立生活支援センター

　知的・身体・精神の障害のある人、家族からの相談を受けています。年金・手当、家族や友人との人間関係、制度やサービスの使い方について対応し、関係機関、専門機関を紹介したり、連携を図ったりしています。

・地域包括支援センター

　主に65歳以上の人の権利擁護や総合相談、介護予防の相談・支援、ケアマネジャーに対する支援などを行います。

◉専門機関

　権利擁護に関する専門機関としては、各弁護士会、成年後見センター・リーガルサポート（司法書士）、権利擁護センターぱあとなあ（社会福祉士）、各病院の医療福祉相談室等があります。その他、精神保健福祉士、行政書士なども権利擁護に関する相談を受けています。

◉支援者側の大切な視点

次に、支援者として大切な視点ですが、何よりも本人の話や思いを聞き、本人の相談や困りごとの内容を理解することが必要です。本人の周りの環境や状況をよく確認し、またそのうえで、本人にわかりやすい言葉で説明します（専門的な言葉や用語は相談者に応じて配慮しましょう）。支援する側としては、よく聴き、よく観て、わかりやすく話すことが大切です。

◉事例

最後に、権利擁護機関を利用しながら地域で暮らすGさんの事例を紹介したいと思います。

Gさん（男性、42歳）は、以前公営住宅に両親（70歳代）と3人で暮らしていましたが、現在は、A市でアパートに一人暮らしをしています。A市から生活保護を受けながら通院し、地域活動支援センターなどを利用しています。Gさんは中学生の頃に統合失調症を発症し、親の都合で入退院を繰り返し、その不満から親に暴力をふるう毎日でしたが、各関係機関が間に入り、Gさんの思いを受け止めながら相談を進め、家族とは離れて自立した生活を目指し現在に至っています。

自立生活をするうえで、Gさんの困りごとは、もっているお金を全部食費に回してしまい、気がつくと家賃や公共料金の支払いができないということでした。社会福祉協議会の担当者はGさんと生活状況や希望などの相談を繰り返したうえで、日常生活自立支援事業の契約をすることになりました。地域の自立生活支援センターにも協力してもらい、Gさんの預金通帳は社会福祉協議会が預かることになり、社会福祉協議会の担当者が、1週間に1回Gさんの利用している自立生活支援センターを訪問し、本人立ち会いのもとセンターに1週間分の生活費を預かってもらうことにしました。

センターは毎日の生活費を本人に手渡し、家賃や公共料金は月初めに社会福祉協議会担当者がGさんと一緒に支払いに行きます。Gさんとしては毎日使えるお金が決まっているので不必要な支出が少なくなり、生活は安定してきています。また、生活の安定とともにこころも落ち着き、生活の幅も広がってきています。

【藤原　淳】

👪家族の思い👪

サロンを開いて…

　長女が高校2年生のときに不登校になり、統合失調症といわれ、私は「不登校の子を抱える親の研修会」に参加しました。そこでは、自分よりつらい経験をもつ母親が、子どもの状況をありのままししっかりと受け止め、明るく力強く発言されており、その姿に深く感動し、「悲しんでいる場合ではない、自分もしっかり学んでこんな母親になりたい」と思いました。そして、家族会で仲間を得て、一緒に正しい知識を学びながら娘への理解を深め支援を模索してきました。

　こうして自身の安定が得られたので、娘にも安心して仲間とかかわれる場が必要だと一緒にあちこち居場所探しをして、娘が選んだ患者会に20年近くお世話になり、そこで娘自身が関係をつくった大勢の知人たちに支えられてきました。また、私の友人が、娘を障害者施設等に連れて行ってくれ、社会にはつらい目に遭っている人が大勢いてそれを支える人も大勢いることを体験させてくれました。娘は作業所で働いたこともありますが、いろいろ課題もあり続きませんでした。

　そのようななかで私たちは、「無収入でも人に喜ばれたり必要とされることにかかわることも大事」「こころの病のある人たちが安心して集える場が必要だ」と思うようになりました。娘がここちよいと思う居場所を、知人たちの協力を得て準備し、2005（平成17）年5月からボランティア活動として週1回オープンスペースでサロンを開くようになりました。月2回は昼食づくりもしています。利用者とともにいる・歩む・学ぶことを大切にかかわるなかで、「地域に理解者が増えサポートしてくれたら、病気や社会復帰や人とのかかわり等の不安が減り、きっと自信を回復し生きていく勇気が湧いてくる」と思うのです。実際、利用されている方たちは、見聞きしてくれる人たちがいることで自身の埋もれていた才能を発見して発表したり、喜んでくれる人たちがいることで自身の行動を広げられたりしています。今後も大勢の方のいろんな協力を得て、オープンスペースの活動を豊かにし、人の輪を育てていけたらと思っています。

（60歳　母親）

第7章
精神保健医療福祉の現状とこれから
～平成25年精神保健福祉法改正・将来展望～

Q95～Q100

95 精神保健医療福祉の現状

Q 現在のわが国の精神保健医療福祉の現状について教えてください。どのような課題があるのでしょうか。

A 質問をまず、精神保健・医療・福祉の三つに分けて考えてみましょう。

●精神保健

「精神保健」は、精神的な健康を保つことで、「メンタルヘルス」という言葉もあります。残念ながら、日本の精神保健の現状は、とても厳しいといわざるを得ません。その一番の例は、うつ病を患う人の増加と、それに伴う精神科外来患者の増加です。精神科を受診する患者さんは現在推計で320万人を超えています。実に、国民の38人に1人が精神科にかかっているという計算になります。特に、この10年（1999（平成11）年〜2008（平成20）年）を比較すると、外来患者数は約170万人から約290万人に増えました。10年間で120万人も増えているわけで、そのうち、うつ病を含む気分（感情）障害の人が外来では最も多く（34.9％）なっています（神経症性障害、統合失調症の人は約2割です）。気分障害の人は、10年で41万6,000人から101万2,000人と、2.5倍近く増えています。生産性が追求される会社組織のなかで、ストレスと過労によってうつ病を発症する人が急増しており、職場におけるメンタルヘルスが大きな課題となってきています（**Q13**、**Q14**）。厚生労働省は職場を休職した人の復職支援のガイドラインを定めるなど、対応を図っています。

●精神科医療

「精神科医療」は、この事態を反映し外来クリニックが急増しています。精神科病院に勤めていた多くの精神科医が街中にクリニックを開業し、うつ病や神経症の人々の治療にあたるとともに、うつ病の人を対象とした「リワーク（復職）デイケア」などを開設してきています。一方、精神科病院は、大都市圏を中心に救急病棟や急性期病棟、児童・思春期病棟や認知症治療病棟などの専門病棟が整備され、平均在院日数は年々短くなっています。しかし、精神科病院には、長年にわたるわが国の精神障害者に対する長期隔離収容政策により、病

状は安定していながらも帰り先を失った「社会的入院者」と呼ばれる人々が今でも多数入院しており、65歳以上の高齢者や精神科病院のなかで亡くなる人々が増えています。年齢の比較的若い人々の急性期の短期入院群と、退院するめどが立たない高齢化した長期入院群に二極分化しつつあるといえるでしょう。国はこれらの事態を解決するために、退院を促進し地域移行を進める手立てや、新たな長期入院者を生まないためのアウトリーチ支援（**Q49**）を進めていますが、民間経営の精神科病院が約9割を占める日本の特徴もあり、なかなか抜本的な改革に至らないでいるのが現状です。

◉**精神障害者福祉**

「精神障害者福祉」については、現在では障害者の日常生活及び社会生活を総合的に支援するための法律（障害者総合支援法）のもとで身体障害・知的障害の人々と同じ制度に位置づけられています（**Q72**、**Q73**）。日中に通う場などについては、就労訓練等を通して自立を支援するという方向に特徴があります。以前は、障害者への福祉サービスについては、国や自治体の補助金によって運営されていましたが、現在は医療機関の診療報酬と同じように、各サービスについて細かく利用者1人1回あたりの報酬単価が定められており、その収益によって事業所が運営されるようになっています。病状により出席が不安定な利用者が多いと収入が減るなど、各事業所は厳しい経営を迫られる一方で、就労移行支援などについては株式会社が事業運営に参入するなどサービス提供主体は多様化しています。利用者が住む各自治体によって、サービスの格差も目立ってきています。

以上、三つに分けて述べましたが、これら精神保健・医療・福祉が縦割りで分立するのではなく、サービスのユーザーである当事者や家族からすれば一体的にサービスが提供される必要があり、今後の大きな課題です。特に、精神科医療と精神障害者福祉を比べると、国の財源比率は97：3という大きなひらきがあり、いまだに入院医療に偏重しており、福祉分野は財源が乏しいままです。「共生社会の実現」のためには、まず不適切な国の財政上の配分を改める必要があるといえるでしょう。

【古屋龍太】

96　作業所はなくなった？

Q かつて地域にあった作業所や地域生活支援センターがなくなってきているようですが、どのように変わってきているのでしょうか。

A 1980年代に全国的に広がった、精神障害者を対象にした作業所（小規模作業所）は、精神保健及び精神障害者福祉に関する法律（精神保健福祉法）で認められた通所授産施設も合わせると、2000年代には千数百か所にまで増えました。精神障害者が軽作業や自主製品づくり等を通して賃金を得てやりがいを見出し、一般就労への訓練の場としても利用され、地域の社会資源としても意味の大きい場所でした。　また、精神障害者を対象にした地域生活支援センターは、1996年（平成8）年に全国に48か所がモデル事業として設置されました。その後、精神保健福祉法の改正により精神障害者社会復帰施設として位置づけられ、人口30万人に対し2か所、全国に650か所の設置数値目標が掲げられました。以後、数値目標の見直しもありましたが、地域生活支援センターは全国で約400か所ほどつくられました。地域のなかで気軽に相談ができ、交流スペースは地域に住む人たちの憩いの場所として利用されてきました。

　いずれも、こころの病のある人が気軽に利用できる居場所であり、多くの人が自分のペースで通い、病状や生活の安定にもつながる貴重な社会資源でした。

　その後、2006（平成18）年の障害者自立支援法の施行により、こころの病のある人の日中の活動場所は大きく変わりました。これまでの身体障害、知的障害、精神障害それぞれの制度は、障害種別にかかわらず、障害のある人が必要とするサービスが利用できるようサービスの仕組みが3障害一元化され、施設や事業が再編されたためです。障害者自立支援法のシステムとしては、大きく自立支援給付と地域生活支援事業の二つが規定されました（なお、障害者自立支援法は2013（平成25）年に障害者の日常生活及び社会生活を総合的に支援するための法律（障害者総合支援法）に改称・改正されましたが、自立支援給付・地域生活支援事業の区分けについてはそのまま引き継がれています）。自立支援給付として、介護給付、訓練等給付、自立支援医療があり、介護給付には、居宅介護（ホームヘルプ）、重度訪問介護、短期入所（ショートステイ）等、訓練

等給付としては、自立訓練、就労移行支援、就労継続支援、共同生活援助（グループホーム）等が法に規定されています。また、地域生活支援事業としては、地域活動支援センター、福祉ホーム等があります。

　作業所は従来、自治体からの補助金等を受けながら活動していましたが、障害者自立支援法の施行により法内施設となることが求められ、結果、作業所は主に次業に移行していきました。

①生活介護：常時介護を必要とする障害者が、日中入浴や排せつ、食事の介護、創作的活動や生産活動の機会の提供を受けます。

②就労移行支援：就労を希望する65歳未満の障害者で、一般就労が可能と見込まれる人が、生産活動の機会や、就労に必要な知識・能力の向上を図る訓練等の提供を受けます（期間：標準2年）。

③就労継続支援（A型、雇用型）：一般就労が困難で、雇用契約に基づく就労が可能な人が、雇用契約による就労の機会、生産活動の機会、就労に必要な知識・能力の向上を図る訓練等の提供を受けます（期間：制限なし）。

④就労継続支援（B型、非雇用型）：一般就労が困難で、雇用契約に基づく就労が困難な人が、就労の機会、生産活動の機会、就労に必要な知識・能力の向上を図る訓練等の提供を受けます（期間：制限なし）。

　このなかで、従来の作業所の多くが、就労継続支援B型に移行しました。定員20名程度、平均工賃月額3,000円以上、利用期限なしといった運営基準で、従来の作業所と大きな違いがないことが理由と考えられます。

　また、地域生活支援センターには、これまでの機能として、相談支援、地域交流、日常生活支援がありましたが、障害者自立支援法の施行により、相談支援事業、地域活動支援センターI型事業に移行しました。多くのセンターが事業所名の変更等はあっても、従来からの活動を継続しています。

　なお、これまで行われてきた精神科病院からの退院促進の事業も個別給付化され、地域移行支援・地域定着支援として継続されています。障害者総合支援法では、相談支援の充実が掲げられ、サービス等利用計画作成について、2015（平成27）年3月末までに、サービスを利用する人全員を対象として作成することとなっています。そのため、地域生活支援センターから移行した相談支援事業所も、計画の作成に取り組んでいます。

【伊藤善尚】

97 地域移行支援・地域定着支援の現状

Q 地域移行支援・地域定着支援の現状について教えてください。

A 精神科病院に長期にわたって入院している人々の、退院促進・地域移行・地域定着ということが近年語られています。これは、欧米先進国の「脱施設化」と逆行して日本が進めてきた入院促進・長期隔離施設収容政策を反省し、こころの病のある人々が地域で当たり前に生活していくことを支援しようとするものです。

2002（平成14）年、厚生労働省は「受入れ条件が整えば退院可能な入院患者（いわゆる「社会的入院者」）」7万2,000人について「10年間で退院・社会復帰」を目指すと宣言しました。長期在院している人々を「地域から迎えに行く」支援を行った大阪府の事業（2000（平成12）年～）の成果を踏まえて、国は2003（平成15）年に「精神障害者退院促進支援事業（モデル事業）」をスタートさせました。各地の事業所が、精神科病院に入院している人々を訪問し、外出に同行し、住まいを確保し、地域の通う場も確保しながら、退院支援の活動を開始しました。2008（平成20）年度からは「精神障害者地域移行支援特別対策事業」となり、各都道府県の地域事業所の地域移行推進員は、精神科病院と連携して、当事者（ピアサポーター）による支援も活かしながら、病院から地域への移行と、地域での生活定着に向けた支援を行うこととなりました。2010（平成22）年度より、さらにこの事業は「精神障害者地域移行・地域定着支援事業」に再編され、ピアサポーターの活動経費が計上されました。

2012（平成24）年度から、「地域移行支援・地域定着支援」は、国による補助金事業から障害者自立支援法（現・障害者総合支援法）による障害福祉サービスに移り「個別給付化」されました。地域生活の準備や福祉サービスの見学・体験のための外出同行支援や入居支援は、本人との契約に基づいて行われるサービスとなり、事業所には定められた報酬単価が支払われるようになりました。この個別給付化により、入院患者さんすべてが地域移行の対象となり、地域の支援機関も自由な裁量で地域移行の取組みが行うことが可能となりまし

た。しかし一方で、退院を希望し契約した人のみが実際の支援の対象となるために、退院の意欲の乏しい人へのモチベーション・サポート（動機づけ支援）が難しくなり、病院との連携が得られないと候補者があがってこない実情があります。また、経費については月額まるめ払い（何回訪問支援しても定額）で報酬単価が安いこともあり、多くの相談支援事業所で経費を切り詰めざるを得ず、支援が急速に後退しつつある地域もあります。また、各地域の事業所が、障害福祉サービスの計画相談（ケアマネジメント）に人手を割かれ、地域移行支援が後回しになっている現状もあります。個別給付化以後の地域移行支援にかかわる取組みの状況は、都道府県ごとの格差が著しいのが実態です。

　一方、国の検討会では「精神病床転換型居住施設」案が急浮上してきています。精神病床を削減しながら余剰病棟を転用して入所施設をつくり、地域移行の困難な患者さんの退院先をつくるようにしてはとの提案です。現在、精神科病院に入院している人の半数が65歳以上の高齢者となっていることや、年間約2万人の人々が精神科病棟内で亡くなっている実態が背景にあります。病院の敷地内を一歩も出ないで「退院」「地域移行」「脱施設化」といえるのか、厳しい議論となっています。

　国は2009（平成21）年に、「現在の長期入院患者の問題は、入院医療中心であった我が国の精神障害者施策の結果であり、行政、精神保健医療福祉の専門職等の関係者は、その反省に立つべき」とし、「地域を拠点とする共生社会の実現」に向けて「入院医療中心から地域生活中心へ」という基本理念に基づく施策の立案・実施を加速させると宣言しています。社会的な支援体制が整えば退院可能な患者さんが、今も日本の精神科病院には多数入院しています。どのような問題があっても、人は地域社会で自由に生きるのが当たり前であり、そのための支援は惜しみなく行われる必要があるでしょう。

【古屋龍太】

98 平成25年の精神保健福祉法改正

Q 2013（平成25）年に公布された精神保健福祉法の改正内容について教えてください。

A 2013（平成25）年、精神保健及び精神障害者福祉に関する法律（精神保健福祉法）が改正されました。2014（平成26）年4月から新しい法律が施行されていますが、ここでは、その法改正の要点を示すことにします。

今回の法改正で最も注目されたのは、「保護者制度」の廃止です。わが国では1900（明治33）年の精神病者監護法以来、家族に精神障害者の保護責任を負わせてきました。戦後の精神衛生法（1950（昭和25）年）でも、家族のなかから「保護義務者」を家庭裁判所での選任により決め、精神障害者による自傷他害行為の防止監督義務を負わせるなど、理不尽で過重な義務を家族に押しつけてきました。その後の精神保健法、精神保健福祉法の改正のたびに、家族は見直しを求め続けてきましたが、名称が「保護者」に変わり一部の義務が軽減化された以外はずっと存続してきた制度であり、保護者制度の廃止自体は画期的なことといえます。細かな内容についてはQ99で触れていますので、参照ください。患者さん本人が入院を拒否しても、保護者の同意により入院が認められていた「医療保護入院」の入院手続きの見直しが行われています。

今回の法改正の主な目的は、精神障害者の地域生活への移行を促進することにあります。そのため、初めて、精神障害者の医療に関する指針（大臣告示）を策定することが、義務として法律に盛り込まれました。「良質かつ適切な精神障害者に対する医療の提供を確保するための指針」と呼ばれるもので、精神病床の機能分化をはじめ、保健医療福祉に携わるすべての関係者が目指すべき方向性を定める指針として、検討会でその内容が策定されています。

また、今回の法改正で、精神科病院の管理者には以下の三つが義務づけられました。

一つ目は、医療保護入院者の退院後の生活環境に関する相談や指導を行う「退院後生活環境相談員」を設けることです。この相談員については、医療保護入

院者の入院から7日以内に精神保健福祉士などから選任するとされており、配置数の目安や業務の内容については通知で示されています。また、医療保護入院から任意入院に切り替わった人についても、できる限り地域生活に移行するまでの間は引き続き相談・指導を行うことが望ましいことが通知で示されています。入院している人々の退院・地域移行に向けて、病院としての責任をもった取組みを求めたものです。

　二つ目は、入院している患者さん本人や家族からの相談に応じて、必要な情報提供や助言などを行う、相談支援事業者などの「地域援助事業者」との連携を図ることです。事業者の範囲としては、障害者の日常生活及び社会生活を総合的に支援するための法律（障害者総合支援法）による相談支援専門員、もしくは、介護保険法による介護支援専門員が配置されている事業者とされています。病院だけで退院後の方針を決めるのではなく、地域の支援機関を適切な方法で紹介し、きちんと連携しなさいということです。

　三つ目は、「医療保護入院者退院支援委員会」などを設けて退院促進のための体制を整備することです。この委員会は、推定される入院期間を超えて継続して入院する必要性の有無や、引き続き入院が必要な場合の推定される入院期間、退院に向けた取組みについて審議検討することとされています。漫然と入院が長期化することを防ぐとともに、すでに入院が長期化している人について、病院としてしっかりと退院方策の検討をしなさいということです。

　これ以外に、精神医療審査会に関する見直しも行われました。また、今回の法改正については、施行後3年を目途とした見直し規定が設けられています。移送制度や入院手続きのあり方、退院を促進する方策、精神障害者の意思決定や意思表明の支援のあり方について検討を加え、その結果に基づいて法改正等を検討するとしています。

【古屋龍太】

99 保護者制度の廃止

Q 2013（平成25）年の精神保健福祉法改正により、保護者制度が変わったと聞きました。どのようになったのでしょうか。

A Q98のとおり、2013（平成25）年の精神保健及び精神障害者福祉に関する法律（精神保健福祉法）改正により、長年にわたる家族の悲願でもあった「保護者制度」の廃止が実現しました。法改正の趣旨としては、「主に家族がなる保護者には、精神障害者に治療を受けさせる義務等が課されているが、家族の高齢化等に伴い、負担が大きくなっている等の理由から、保護者に関する規定を削除する」というものです。

改正精神保健福祉法では、保護者制度を廃止したことにより、「医療保護入院における保護者の同意要件を外し、家族等のうちのいずれかの者の同意を要件とする」とされました。この「家族等」には、配偶者、親権者、扶養義務者、後見人または保佐人が含まれ、該当者がいない場合等は、市町村長が同意の判断を行う、とされています。これに伴い、医療保護入院の要件は、精神保健指定医1名の判定と家族等の同意に変わりました。つまり、保護者制度はなくなり、かつて保護者に課せられていた、措置入院患者の退院時引き取り義務、本人に治療を受けさせる医師の指示に従う義務などの過重な義務もなくなりました。しかし、「家族が医療保護入院にあたって同意をする」という構図は何も変わっていないことになります。

現在示されている「医療保護入院における家族等の同意に関する運用の考え方」では、適切な入院医療へのアクセスを確保しつつ、医療保護入院における精神障害者の家族等に対する十分な説明と合意の確保、精神障害者の権利擁護等を図ることとしています。医療保護入院が、本人の同意を得ることなく入院させる制度であるため、格別の慎重さが求められることはいうまでもありません。可能な限り、本人に対して入院医療の必要性等について十分な説明を行い、同意を得て任意入院となるように努めなければなりません。「医療保護入院」とならざるを得ない場合は、診察時に患者さんに付き添う家族等に対して、病院

側は入院医療の必要性等について十分な説明を行って家族等に同意をしてもらうことが必要になります。また、家族等の氏名、続柄等を書面で申告してもらい、運転免許証や保険証等の提示による本人確認を行うことも必要になります。

　今後の課題として、家族間で意見の不一致が生じた際にはどうするのかということがあります。後見人や保佐人がいる場合には、これらの判断が尊重されます。入院する人が未成年である場合には、原則として父母双方の同意を必要とします。また、医療や社会復帰には家族等の理解と協力が重要であり、医療保護入院はより多くの家族等の同意の下で行われることが望ましいため、家族間の判断の不一致があった場合には、家族間の意見の調整を図るために、可能な限り医療保護入院の必要性等について病院側が説明することとされています。それでも家族間に判断の不一致があった場合、後見人か保佐人が同意に反対しているときには、その意見は十分に配慮されなければならず、親権を行う者の同意に関する判断は尊重されるべきとされています。

　また、医療保護入院後に入院に反対の意思をもつ家族がいたり、いったん同意した家族等が入院後に反対することとなった場合には、病院側は入院医療の必要性や手続きの適法性について説明をし、なおも家族等が反対の意思を有するときは、都道府県の精神医療審査会に対する退院請求を行うことができることを伝えることになっています。

　これまでにも、家族の同意による医療保護入院をさせた場合に、しばしば患者さん側に怨恨感情が残り、その後の家族関係が悪化する事態が生じていました。これまでは裁判所の選任手続きを経た保護者制度の問題としてとらえることもできましたが、これからは文字どおり、家族が本人と向き合わざるを得ないようになります。入院をさせる家族等の同意のあり方については、今後さまざまな問題が生じてくることが医療現場でも危惧されています。本人の同意によらない医療保護入院制度そのものを変えていかなければ、この問題はなおも続くことになるでしょう。

【古屋龍太】

100 これからの精神保健医療福祉

Q これからの精神保健医療福祉はどのようになっていくのでしょうか。将来展望について教えてください。

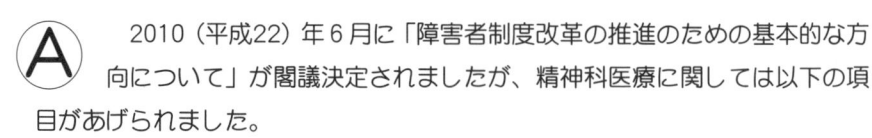

A 2010（平成22）年6月に「障害者制度改革の推進のための基本的な方向について」が閣議決定されましたが、精神科医療に関しては以下の項目があげられました。

①精神障害者に対する強制入院、強制医療介入について、いわゆる「保護者制度」の見直し等も含め、その在り方を検討し、2012（平成24）年内を目途にその結論を得る。

②「社会的入院」を解消するため、精神障害者に対する退院支援や地域生活における医療、生活面の支援に係る体制の整備について、総合福祉部会における議論との整合性を図りつつ検討し、2011（平成23）年内にその結論を得る。

③精神科医療現場における医師や看護師等の人員体制の充実のための具体的方策について、障がい者制度改革推進会議総合福祉部会における議論との整合性を図りつつ検討し、2012（平成24）年内を目途にその結論を得る。

これらの検討が進む一方で、2011（平成23）年7月に厚生労働省は、地域医療の基本方針となる医療計画に盛り込むべき疾病として指定してきた、がん、脳卒中、急性心筋梗塞、糖尿病の4大疾病に、新たに精神疾患を加えて「5大疾病」とする方針を決めたのです。これによって今後、精神科医療の一層の充実が図られることが期待されます。

また、2012（平成24）年6月には「障害者の日常生活及び社会生活を総合的に支援するための法律」（障害者総合支援法）が制定・公布されました。このなかで障害者の範囲が難病にまで拡大され、障害支援区分の創設、障害者に対する支援、サービス基盤の計画的整備などの方向づけがされています。

そして、2013（平成25）年6月には「精神保健及び精神障害者福祉に関する法律」（精神保健福祉法）の改正が行われました。

これらの法改正や検討会の報告書などに盛り込まれた主な点を、厚生労働省の資料などに基づき整理すると、次のようになります。

❶保護者制度の廃止ついて
　主に家族がなってきた保護者には、精神障害者の治療を受けさせる義務等が課されてきたが、家族の高齢化等に伴い負担が大きくなっている等の理由から、保護者に関する規定が削除された。
❷医療保護入院の見直しについて
　①医療保護入院における保護者の同意要件を外し、家族等（配偶者、親権者、扶養義務者、後見人または保佐人。該当者がいない場合等は、市町村長）のうちのいずれかの者の同意が要件となる。
　②精神科病院の管理者に次のことが義務づけられた。
　　・医療保護入院者の退院後の生活環境に関する相談および指導を行う者（精神保健福祉士等）の設置。
　　・地域援助事業者（入院者本人や家族からの相談に応じ必要な情報提供等を行う相談支援事業者等）との連携。
　　・退院促進のための体制整備。
❸退院支援・地域生活支援について
　①地域移行・社会的入院の解消に向けた病院からの退院に関する明確な目標値の設定、第3期障害福祉計画（都道府県）における明確な目標値の設定。
　②地域の受け皿整備。
　　ⅰ）医療面での支え
　　　・アウトリーチ：入院を防止しつつ、適切な支援を行うアウトリーチの充実を図る。在宅精神障害者の生活を医療を含む多職種チームによる訪問等で支える。
　　　・精神科救急医療体制の構築。
　　ⅱ）福祉・生活面での支え
　　　・退院や地域での定着をサポートする地域移行支援・地域定着支援の創設：入院中から住居の確保や新生活の準備等の支援を行う。地域生活をしている者に対して、24時間の連絡相談等のサポートを行う。
　　　・地域生活に向けた訓練と、状態悪化時のサポートなどを併せて実施。
　　　・認知症の人に対する支え：入院を前提とせず地域での生活を支える精神科医療と、地域の受け皿整備。

❹精神科医療の機能分化と質の向上について
  ・患者の状態像や特性に応じた精神病床の機能分化を進める。
  ・機能分化にあたり、アウトリーチや外来医療等の入院外医療の充実も図る。
  ・機能分化は段階的に行い、人材・財源を効率的に配分するとともに、地域移行をさらに進めて、精神病床を減少させる。
  ・入院3か月未満の精神病床は一般病床と同じ人員配置とする。
  ・「重度かつ慢性」を除き、1年で退院させ入院外治療へ移行させる仕組みをつくる。
  ・現在の長期入院者に対して地域移行の取組みを推進し、外来部門にも人員を配置する。
  ・医師の数は現在以下とし、看護師、精神保健福祉士、作業療法士、理学療法士、介護職員等、多職種で3対1の人員配置基準とする。

　このような将来計画のもとで、わが国のこれからの精神保健医療福祉はどのようになっていくのでしょうか。理想の精神保健医療福祉を述べることはできても、その実現には大きなハードルがいくつもあります。しかし、10年前あるいは20年前と比較すると、わが国の精神保健医療福祉は確実に進展していることがわかります。ですから、今後の10年、20年で大きく変化し、理想的な姿にだんだんと近づいていくでしょう。

　これまでの議論を踏まえると、精神保健医療福祉の理念上の重要事項として以下の7点があげられます。これを目指して、精神保健医療福祉が改善されていくと思われます。

　まず、①「当事者中心」ということです。これまでは医療の専門家がそれぞれの方針に従って治療方針や生活の仕方などを決めていました。これからはあくまで当事者の人権を尊重して、当事者が自分の希望に沿って、自分で決めることができるように専門家が援助するという形になっていくでしょう。

　次に、②「病気の予防」です。これは、学校や職場での教育を中心に正しい知識を広めるという方向になるでしょう。ストレスへの対処、活動と休息・睡眠のリズムの維持、適切な対人関係のとり方など、精神疾患に罹らぬための知識の普及に力が入れられると思われます。

　そして、③「精神疾患の早期発見、早期治療」が進むでしょう。これには中

学・高校時代の教育が重要です。早く自分のこころの働きに異常があることに気づき、早く相談できるように教育していくことが必要です。そのような体制づくりも進むでしょう。

　また、④「リカバリー」です。不幸にして精神疾患に罹っても、治療によって急性期の症状が軽くなった後、自立と社会参加を目指して、当事者が努力し、専門家が支援していきます。障害者の雇用の促進等に関する法律（障害者雇用促進法）の改正によって精神障害者の雇用も義務化するという国の施策もこれを後押しするでしょう。

　さらに、⑤「地域生活支援」ということです。当事者が地域で安心して暮らしていける方向に変化していくでしょう。当事者をケアマネジャーが支えていくというケアマネジメントの制度化も進められ、相談・援助のシステムが充実するでしょう。また、アウトリーチ（訪問型医療福祉）も一般化して入院せずに地域での生活が維持しやすくなるでしょう。

　加えて、⑥「精神科治療法の確立」です。薬物中心の医療から心理社会的治療も加えた包括的な医療へと変化していくでしょう。薬物療法自体も新薬の出現や持効性注射剤などの使用で治療の効果が一段と大きくなるでしょう。非薬物療法としては、認知の偏りや認知機能の低下などを正す認知行動療法がより充実していくでしょう。病気の正しい理解のための心理教育や社会適応能力を増すためのSSTや行動療法も一段と強化されると思います。また、これらの医療を行うのは、医師のみではなく、看護師、精神保健福祉士、臨床心理技術者、作業療法士なども加わる多職種のチームです。当事者中心のチーム医療は症状の改善、社会復帰を促進するでしょう。

　最後に、⑦「精神障害者に対するスティグマの解消」です。スティグマとは、誤解や偏見という意味ですが、スティグマは医療関係者や支援者をはじめ、行政、教育、企業関係者や社会一般の人々など多くの人々がもっているものです。当事者やその家族にも内なるスティグマがあります。これをなくす運動、すなわちアンチスティグマ活動は、日本ではまだ大きな力はありませんが、リカバリーした元気な当事者がたくさん社会に出ていけば、スティグマもだんだんと少なくなっていくでしょう。

【髙橋清久】

👪 家族の思い 👪

病院・医師への願い

　病院は、なにはともあれ、患者にとって安心できる場所でなくてはならないはずです。

　患者は適切な治療を受けられるものと思って病院に行きますが、"適切"は限りなく困難で、可能性はなきに等しいと経験から学びました。医療への信頼が生まれ得ずして、患者の回復はありえません。どんなに混乱している患者に対しても、混乱しているからこそ、まずは、患者自身が大切にされていると感じる丁寧な治療を切望します。治療の恐怖が、患者の混乱を増強させるのは自明のはずです。救われるはずの場所でさらなる苦痛を背負うことになろうなどとは、患者・家族は思いもしていないのです。

〇病院は患者にとって安心できる場所であってほしい。
〇誰しも病気になりたくてなるのではないし、まして患者の心得を学んでなるのでもない。
〇こころの病は初めが肝心。強制治療の前に、まずは、患者自身が大切にされると感じる丁寧な治療が必要。
〇どんなに混乱している人に対しても、治療、薬が形式的ではなく、納得いくような説明が必要。混乱は、感情、思考、判断、外界の認知などが損なわれた状態に陥るのであるから、治療への恐怖で不安が増強するのは当然。

このような患者を救えるのは、精神科医であるはずなのです。

　誰もがなり得る病であるのに、二度と病院は嫌だという患者が絶えないのは悲しいことです。こころのもっていき場がありません。ぜひ、患者に、そして家族に寄り添った、よりよい精神科医療が提供されるよう、願っています。

(67歳　父親)

資 料
知っておきたい制度内容

◉精神障害者保健福祉手帳◉

◉制度概要
精神障害者保健福祉手帳の障害等級は、1～3級まであります。1級、2級は障害年金の1級、2級と同程度、そして、3級は障害年金の3級よりも広い範囲を対象としています。判定基準に従い、精神疾患(機能障害)の状態とそれに伴う生活能力障害の状態の両面から総合的に等級を判定するとされています。

◉対象者
さまざまな精神疾患のある人を対象としています。基本的には、意識や注意障害、認知の全般的な障害、睡眠障害、感情障害等により、長期にわたり日常生活または社会生活への制約がある人などが対象となっています。対象者は、精神疾患名、年齢、入院・外来の区別なく、原則として、初診日から6か月以上経過すると申請が可能となります。例えば、高次脳機能障害の場合には、「器質性精神障害」や「その他の精神疾患」の診断名により、申請されています。

精神保健福祉手帳による区分

障害等級	精神障害の状態
1級	日常生活の用を弁ずることを不能ならしめる程度のもの(おおむね障害年金1級に相当)
2級	日常生活が著しい制限を受けるか、または日常生活に著しい制限を加えることを必要とする程度のもの(おおむね障害年金2級に相当)
3級	日常生活もしくは社会生活が制限を受けるか、または日常生活もしくは社会生活に制限を加えることを必要とする程度のもの

◉手続き
申請は精神障害者本人が行うことが原則ですが、家族等の代理の人も行うことができます。申請には、診断書(所定の様式のもので、原則、初診日から6か月以上経過した日以後に作成)が必要となります。診断書の記載は精神科医のほか、リハビリテーション科医、神経内科医、脳外科医等でも可能です。

作成した診断書と申請書(本人などが記入)を一緒にして申請します。また、自立支援医療(精神通院医療)費を同時に申請することができます(年金診断書による申請の場合は、別個に申請が必要です)。手帳の有効期限は2年で、有効期限の3か月前から更新することが可能です。

その他の申請方法として、「年金証書」等による申請を行うこともできます。対象は、精神障害を事由とする障害年金または特別障害給付金を受給している人で、診断書のかわりに、申請書に年金証書の写しを添付して申請します。

【岡田晃子・三澤孝夫】

●心身障害者扶養共済制度●

表1　1口あたり掛金額（平成20年4月1日以降）

加入時年齢	現在の掛金額		（参考）平成20年3月31日までに加入した人の旧掛金額
	平成20年3月31日までに加入した人	平成20年4月1日以降に加入した人	
35歳未満	5,600円	9,300円	3,500円
35歳以上40歳未満	6,900円	11,400円	4,500円
40歳以上45歳未満	8,700円	14,300円	6,000円
45歳以上50歳未満	10,600円	17,300円	7,400円
50歳以上55歳未満	11,600円	18,800円	8,900円
55歳以上60歳未満	12,800円	20,700円	10,800円
60歳以上65歳未満	14,500円	23,300円	13,300円

注1）年金額は1口あたり2万円が維持されています。
注2）昭和61年3月以前に1口加入した人（加入時年齢45歳未満）については、昭和61年4月1日現在における年齢区分による掛金額（35歳未満5,600円、35歳以上40歳未満6,900円、40歳以上45歳未満8,700円、45歳以上10,600円）となります。
注3）65歳以上かつ保険料払込期間をとうし、現在掛金の納付をされていない加入者の人は、引続き掛金の納付は要しません。

表2　弔慰金、脱退一時金（平成20年4月1日の制度改正）

	加入期間	現在の弔慰金・脱退一時金額		（参考）平成20年3月31日までに加入した人で、障害のある人の死亡日・脱退日が、制度改正以前の場合
		平成20年3月31日までに加入した人	平成20年4月1日以降に加入した人	
弔慰金	1年以上5年未満	30,000円	50,000円	20,000円
	5年以上20年未満	75,000円	125,000円	50,000円
	20年以上	150,000円	250,000円	100,000円
脱退一時金	5年以上10年未満	45,000円	75,000円	30,000円
	10年以上20年未満	75,000円	125,000円	50,000円
	20年以上	150,000円	250,000円	100,000円

【三澤孝夫】

● 資　料 ●

●障害年金●

●制度概要

　障害年金は、精神障害等の慢性的な障害があり、生活をする上で日常生活、あるいは社会生活、経済生活上で困難があるときに利用する制度です。基礎年金（国民年金）は1級と2級、厚生年金や共済年金は1～3級があり、それぞれの等級に応じた年金を受給することができます。基礎年金（国民年金）における障害年金は、1級で年額約100万円、2級で約80万円で、厚生年金や共済年金に加入している場合、それぞれ加算額があります。

●対象者

障害の程度の基本

障害等級	障害の状態
1級	他人の介助を受けなければほとんど自分の用を弁ずることができない程度
2級	必ずしも他人の助けを借りる必要はないが、日常生活は極めて困難な程度
3級 （厚生年金、 共済年金）	労働が著しい制限を受けるかまたは労働に制限を加えることを必要とする程度

年金受給の三つの要件は、以下のとおりです。
①初診日に公的年金（国民、厚生、共済）に加入していること。
②初診日の前々月までに加入すべき期間の3分の2以上が保険料納付または免除期間で満たされていること。初診日の前々月までの直近1年間の被保険者期間に保険料の未納期間がないこと。
③障害認定日（初診日から1年6か月を経過した日）において障害の程度が1級、2級または3級（厚生、共済）の障害の状態にあること。

●手続き

　それぞれ下記の担当窓口にて申請してください。所定書式の精神科医師の診断書等が必要です。
　①基礎年金（国民年金）　→　市区町村国民年金課または年金事務所
　②厚生年金　→　年金事務所
　③共済年金　→　各共済組合等

【三澤孝夫】

こころの病の基礎用語

精神保健医療福祉の世界には、当事者や家族にはわかりにくい、初めて聞く用語がたくさんあります。ここでは、それらを集め、短く簡単な説明を加えました。

【A～Z】

ACT（アクト）「包括型地域生活支援プログラム」と訳される。重いこころの病のある人の在宅生活を24時間体制で支援する、最も集中的・包括的なケアマネジメントモデル。

ADHD 注意欠陥多動性障害の略称。

ADL 日常生活動作の略称。食事や排せつ、着衣、移動、入浴などの日常生活の基礎となる動作のこと。

CBT 認知行動療法の略称。

CP 臨床心理技術者の略称。あるいは、抗精神病薬のクロルプロマジンの略称。

DSM アメリカ精神医学会が定めた精神疾患の診断と統計のためのマニュアル。現在第5版（DSM-5）がある。

EAP 従業員支援プログラムの略称。

ECT 電気けいれん療法の略称。

EE 「感情表出」の略称。患者に対して否定的な感情表現やコメントが多い家族のことを高EE家族という。

IC 「インフォームドコンセント」の略称。治療方法などについて本人が理解できる言葉で十分な説明を行い、本人や家族が十分な理解のうえに自由意思に基づき合意すること。

ICD WHO（世界保健機関）によって定められている「国際疾病分類」の略称。

IMR 「疾病管理とリカバリー」の略称。こころの病のある人が、自分に適した方法で自らの疾患を自己で管理し、リカバリーを目指すプログラム。

IP 家族療法で使われる「問題とみなされた人」の略称。

IPS 「個別職業紹介とサポート」の略称。本人の希望や長所、興味等に焦点をあてて、その人らしい生き方のための就業を考え、本人と専門家チームが協働して取り組む。

IQ 知能指数の略称。

LD 学習障害の略称。

OT 作業療法、あるいは作業療法士のこと。

PSW 精神保健福祉士の略称。精神保健医療福祉の分野で働くソーシャルワーカーの国家資格。

PTSD 心的外傷後ストレス障害の略称。時間を経てから恐怖体験が繰り返しよみがえる。

QOL 「生命の質」「生活の質」「人生の質」などと訳される、さまざまな生活場面の質的な豊かさを表す言葉。

S 統合失調症の略称。

SSRI 選択的セロトニン再取り込み阻害薬の略称。抗うつ作用がある。

SST 生活に必要なさまざまな社会的スキルを習得して問題を緩和することを目指す「社会生活技能訓練」のこと。

WRAP（ラップ）元気を取り戻し維持するための「元気回復行動プラン」の略称。

【あ～ん】

アウトリーチ 在宅生活を送る人の家を訪問し個別の支援を行う訪問看護等のこと。

アカシジア むずむず感のため座っていられない状態になる抗精神病薬の副作用。

アクト ⇒ ACT

アセスメント その人らしい生活を送るための支援を検討するために、本人の希望や生活課題を情報収集して評価すること。

アドヒアランス 医師の一方的な指示を守るコンプライアンスとは異なり、患者が医師とともに積極的に治療方針を協議検討して、納得して決定していくこと。

アドボカシー 権利を侵害されやすい人に代わり、支援者が代弁や弁護をすること。

移送制度 入院を要する状態にあるが受診を拒否する在宅患者を、家族等の同意に基づい

て都道府県が指定病院に強制的に移送する制度。
医療観察法 こころの病により善悪の判断のつかない状態で重大な犯罪を起こした者に対する医療と社会復帰の制度を定めた法律。
医療保護入院 本人が入院を要する状態にあるが拒否している場合に、本人に代わり家族等の同意により入院をさせる制度。
陰性症状 意欲や自発性が失われ、会話や感情が乏しく、動きや思考が緩慢となり、無為自閉がちとなる統合失調症の慢性期症状。
エンパワメント 個人や家族、集団や組織が影響力を強め、取り巻く環境を改善していくこと。
応急入院 ただちに入院を要するにもかかわらず、家族等の同意を得ることができないときに、72時間を限度に本人の同意がなくても入院させることができる制度。
介護支援専門員 介護保険サービスを利用する際に、介護計画の立案やサービスの調整管理を行うケアマネジャーのこと。
カミングアウト 病気を当事者が自ら公表して社会参加すること。誤解・偏見を払拭し、リカバリーに希望をもち歩むことにつながる。
居宅介護 入浴や排せつ、食事の介護等、居宅での生活全般にわたる援助を行う「ホームヘルプサービス」のこと。
グループホーム 「共同生活援助」。主に夜間に共同生活を営む住まいで、相談その他の日常生活上の援助を行う。
ケアマネジメント 多様な支援を要する人に、さまざまなサービスを活用・調整し提供する方法。
ケアマネジャー 介護支援専門員、相談支援専門員など、ケアマネジメントを行う専門職。
行動制限 入院患者の生命保護や自傷他害の防止のために行われる、閉鎖病棟での隔離や一時的な身体拘束のこと。
コ・メディカル 医師以外の医療現場のスタッフを指す。

作業所 法律に定めのない法外の障害者の通所施設のこと。作業訓練や居場所の提供、交流の場としての機能をもつ。
自傷他害 自身を傷つけたり他人に害を及ぼすこと。
ジスキネジア 顔や身体に不随意運動を起こす抗精神病薬による副作用症状。
社会的入院 入院の必要がない病状にもかかわらず、社会的な条件により退院できず継続されている不適切な入院。
社会復帰調整官 医療観察法に基づき保護観察所に配置されている専門職。対象者に対して、適切な医療を受けさせ社会復帰の促進を図るために、生活環境の調査や退院後の生活環境の調整を行い、生活状況を見守る精神保健観察を行う。
就労移行支援 就労を希望する障害者に対して、一定期間、生産活動等の機会を提供し、就労に必要な知識や能力の向上のための必要な訓練等を行う。
就労継続支援 通常の会社では働くことが難しい障害者に対して、生産活動等の就労の場を提供して、知識や能力の向上のために必要な訓練等を行う。A型（雇用型）とB型（非雇用型）がある。
障害支援区分 障害者総合支援法によるサービスを受ける際に、認定調査の結果等に基づく審査により決定される、必要な支援の度合いを示す区分。
障害者基本法 1993（平成5）年に施行された、障害者のための施策に関する基本的事項を定めた法律。この法律により精神障害者は初めて「障害者」として認められ、福祉の対象となった。その後の法改正により、社会的障壁や差別禁止の規定が盛り込まれた。
障害者虐待防止法 2012（平成24）年に施行され、障害者虐待の定義、障害者虐待の類型、通報の義務、国や自治体の責務等が規定されている。
障害者雇用率制度 障害者雇用促進法に基づ

いて、事業主に対し、従業員の一定比率以上の障害者雇用を義務づけ、障害者の雇用を促進する制度。

障害者総合支援法 障害者が自立した日常生活や社会生活を営むことができるよう、必要な障害福祉サービスや支援を定めた法律。障害者自立支援法が改正され、2013（平成25）年から改称された。

ショートステイ 自宅で介護する家族が病気になるなどの際に、要介護高齢者や障害者などを施設などに受け入れて、看護、介護、介助等を行う短期保護または一時入所のこと。

処遇改善請求 精神科病院に入院中の患者や家族が、入院先の処遇の改善を都道府県知事に対して求めること。

ジョブコーチ 職場適応援助者のこと。一般の会社で働く障害者の職業生活や仕事への適応を直接支援し、職場環境の調整や仕事の指導方法を職場に助言する間接支援も行う。

自立支援医療 障害者総合支援法に基づく医療費助成制度。自己負担は原則として10％、有効期限は1年であるが、更新可能。

スティグマ 差別や偏見のこと。

ストレスマネジメント ストレスにどう対処するか、いかにうまく付き合うかなど、ストレスをコントロールすることをいう。

ストレングス 上手さ、豊かさ、強さ、たましさ、得意なこと、獲得している能力など、潜在的能力のこと。

精神障害者保健福祉手帳 精神障害を有することを証明するもの。手帳をもつことにより優遇制度が受けられる。障害等級は1～3級があり、有効期間は2年。

精神保健指定医 精神科病院で強制的な入院や、身体拘束等の行動制限の必要について判断する権限を有する精神科の医師のこと。

精神保健福祉センター 各都道府県と政令指定都市に設置された、精神保健福祉に関する中核行政機関で、普及啓発、調査研究、相談指導、精神医療審査会、精神障害者保健福祉

手帳や自立支援医療の判定等を行っている。

精神保健福祉法 精神保健医療福祉の基本となっている法律で、精神科病院における入院形態や入院手続き、精神障害者保健福祉手帳等について定めている。

精神療養病棟 主に慢性化した患者に対し、長期にわたる入院療養を行う精神科の病棟。

セルフヘルプグループ 病気や障害などの生活上の困難のある人が、共通の体験のある人々と出会い、相互に支援しあうために組織され運営される自助グループのこと。

相談支援専門員 障害福祉サービスのケアマネジャーのこと。

措置入院 自傷他害のおそれによりただちに入院を要する人について、都道府県知事による行政処分として、都道府県立精神科病院もしくは指定病院に強制的に入院させる制度。

退院請求 不当に入院させられていると考える患者や家族が、都道府県知事に退院命令を出すことを求める権利。

脱施設化 閉鎖的な精神科病院の入院環境で、一律に集団処遇を受けることで生じる施設症の問題を変革する考え方や運動のこと。

地域活動支援センター 地域に暮らす利用者の生活を支えるための日常生活相談や日常生活支援、地域交流活動、関係機関との連絡調整などを行う機関。利用者の人数や業務内容でⅠ～Ⅲ型がある。

地域生活支援センター 在宅生活や福祉サービス利用に関する相談に応じて、社会参加の促進を図る施設として、精神保健福祉法に定められていた。現在は障害者総合支援法による相談支援事業や地域活動支援センター事業へ移行している。

地域生活定着支援センター 刑務所等の出所者で、高齢や障害により福祉的な支援を必要とする人に、福祉サービスにつなげるための準備を進め、地域生活に定着できるようフォローアップや相談支援を行う機関。

地域包括支援センター 介護保険法により、

資料

介護予防やケアマネジメント、総合相談や支援などを実施して、住民の生活を包括的に支援することを目的として設置された機関。

知的障害 かつては精神薄弱と呼ばれた。医学的には精神遅滞とほぼ同じ。知能障害と適応障害が生じ、①IQ70以下の知的機能、②適応行動水準の低さ、③18歳未満の発症、の3項目が診断の基準。

デイケア 外来通院中の人が日中に通い、社会参加に向けたグループワークなどを行うリハビリテーション活動。

デポ剤 1回の注射で長期間効果が持続する持効性抗精神病薬。

ドクハラ ドクター・ハラスメントの略で、医師の居丈高な言葉により、患者や家族がこころ傷つくこと。

トラウマ こころの傷となって癒えないでいる体験。

ニーズ 人が社会生活を送るうえで必要不可欠な、身体的・心理的・社会的な欲求。

入院形態 精神科病院における入院は、精神保健福祉法で①任意入院、②医療保護入院、③応急入院、④措置入院、⑤緊急措置入院の5つが定められている。

任意入院 本人の同意に基づく入院形態で、精神科の入院に際して最優先される。

ノーマライゼーション どのような障害があっても、地域で差別されることなく、普通の生活を営むのが当たり前であるという社会をつくる基本理念のこと。

廃用性 日常生活の動作活動や刺激が少ないために起きる、身体的・精神的な二次障害。

バリアフリー 高齢者や障害者が社会参加する際に生じる物理的、社会的、心理的に障害となるすべてのものの除去を指す。

ピアカウンセリング 仲間同士で行うカウンセリングのこと。「ピア」は同じ体験をした仲間を意味する。

ピアサポート 専門職の支援とは異なる、仲間同士での助け合いや支援のこと。

福祉ホーム 住居を必要としている障害者に、低額な料金で居室等を提供し、日常生活に必要な支援を行う、市町村が実施する地域生活支援事業の一つ。

ヘルパー 在宅介護・家事援助などのサービスを行うホームヘルパーの略称。

訪問看護 看護師や精神保健福祉士が患者の自宅を訪問して、療養を支援すること。

ボーダーライン 境界性パーソナリティ障害の略称。

保護者 本人が同意しない強制入院等の際に、さまざまな義務や役割を課されていた家族等のこと。2014（平成26）年3月末まで精神保健福祉法に定められていた。

ポジティブフィードバック 問題点をネガティブ（否定的）にあげつらうのではなく、できていること等をポジティブ（肯定的）にとらえ、相手に返すこと。

モニタリング 支援の経過や計画の実行状況を点検すること。

陽性症状 幻覚妄想や興奮状態、思考障害、奇異な行動を指す。

ユーザー 精神保健医療福祉のサービスを利用する精神障害のある当事者を指す。

ラップ ⇒ WRAP

リカバリー たとえ病気があっても、それぞれの自己実現やその求める生き方を主体的に追求するプロセスのこと。意義ある実りある生活の回復を目指すことで、人間としての尊厳を取り戻しつつ歩むこと。

リハビリテーション 障害のある人の機能活動の回復を支え、才能を伸ばすことで自信と自尊心を獲得し、社会的存在としての自分に満足できるようにすること。

レジリエンス その人が潜在的にもっている自己回復力、ストレス耐久力、発病抵抗力、はねかえす力のこと。

ワーカー ソーシャルワーカーのこと。精神科ではPSWと略称される。

【住本知子・古屋龍太】

さくいん

【A～Z】
ACT　11、67、95、104、121
ADHD　5、43
DUP　22
ECT　68
EE　8、130
IPS　194
mECT　68
NIRS　19
PTSD　40、127
SST　67、72、215
WRAP　146

【あ～お】
アウトリーチ　11、104、203、213
アスペルガー症候群　42
アドヒアランス　62
アルコール依存症　128
威嚇　122
いきる・ささえる相談窓口　129
育児　137
遺産　174
遺産相続　172
意識障害　12
移送　49、52
遺族年金　181
依存症　32
遺伝　6、27
遺伝子　6、27
医療観察法　80
医療保護入院　50、52、80、208、210、213
医療保護入院者退院支援委員会　209
陰性症状　21、24、26、64、124、126
うつ病　13、28、30、70、112、121、126、128、202

【か～こ】
介護給付　114、156、160、204
回復　24
カウンセリング　101

学習障害　43
隔離　54
画像検査　18
家族会　123、132、134
家族教室　76
家族支援　132
家族相談　2
家族等の同意　210
過鎮静　124
寛解　24
感情障害　28
感情表出　8、130
カンファレンス　107
鑑別診断　18
希死念慮　4、120
機能訓練　156
機能分化　208、213
気分障害　28、30
基本相談支援　168
虐待　196
救護施設　184
共依存　33
協議会　155、166
共同生活援助　152、155、157、161、162、205
共同生活介護　155、162
強迫症状　4
強迫性障害　36
居宅介護　105、152、156、161、204
拒薬　116
クラブハウス　146
グループホーム　139、152、155、157、161、162、205
訓練等給付　156、160、204
ケア会議　107
ケアホーム　155、162
ケアマネジメント　157、207、215
計画相談支援　168
結婚　136
幻覚　21
元気回復行動プラン　146

224

幻聴　4、13、88
権利擁護　168、198
権利擁護センターぱあとなあ　198
抗うつ薬　28、30、112
公共職業安定所　153、186、189、190、193
抗精神病薬　26、64、118
拘束　54
行動援護　156
行動制限　54
広汎性発達障害　42
告知　56
5大疾病　30、212

【さ～そ】

サービス等利用計画　157、167、168、205
災害　40
罪業妄想　13
再発　21、58、116、118、130、142、144、192
作業所　164、204
作業療法　67、75
作業療法士　75
サテライト型住居　155
残遺症状　24
残遺状態　21
持効性注射剤　24、117
事後重症　180
自殺　128
自殺念慮　4
自殺予防総合対策センター　129
自傷行為　4
自助グループ　33、132
施設入所支援　156
児童期統合失調症　5
自閉症　42
自閉症スペクトラム　5、43
社会生活技能訓練　67、72
社会的入院　78、184、203、206、212
社会福祉協議会　153、170、198
社会福祉士　152
社会復帰調整官　81

重度障害者等包括支援　156
重度訪問介護　155、156、204
就労　191、194
就労移行支援　153、157、165、193、205
就労継続支援　153、157、165、193、205
就労支援　140
宿泊型自立訓練　157
出産　137
障害支援区分　155、157、163、169、212
障害者虐待防止法　196
障害者雇用促進法　140、186、188、190
障害者雇用調整金　187
障害者雇用納付金　187
障害者雇用納付金制度　141
障害者就業・生活支援センター　153、186、191
障害者就労支援センター　153、191
障害者職業センター　153、191
障害者自立支援法　154、164、166、204、206
障害者総合支援法　105、114、150、152、154、156、158、160、162、164、166、168、203、204、206、209、212
障害者福祉計画　167
障害等級　150、176
障害年金　57、174、176、178、180、185
障害福祉サービス　114、150、152、156、160、162、168、207
ショートステイ　114、139、152、156、161、204
職業能力開発校　191、193
職業リハビリテーション　186、191
職場適応援助者　140
ジョブコーチ　140、186、191
自立訓練　156、205
自立支援医療　150、158、164、193
自立支援給付　204
自立支援協議会　155、166
自立支援プログラム　184
自立生活支援センター　152、198
思路障害　21

新型うつ病　31
神経症　36
身上監護　174
心身障害者扶養共済制度　172、175
身体合併症　94
身体的拘束　54
診断基準　16
心的外傷後ストレス障害　40、127
心理教育　56、76、215
診療情報提供書　59、97、108
錐体外路症状　64
スティグマ　215
ストレス　58、60、119、142、144
生活介護　156、205
生活訓練　105、139、157
生活困窮者自立支援法　185
生活福祉資金貸付制度　193
生活保護　182、184、193
精神医療審査会　209、211
精神科救急情報センター　84、86
精神障害者地域移行・地域定着支援事業　206
精神障害者等退院促進事業　185
精神障害者保健福祉手帳　57、141、150、159、160、172、176、186、188、193
精神遅滞　42
精神通院医療　150、158、164、193
精神病未治療期間　22
精神保健指定医　50、52、54
精神保健福祉士　139、152、208
精神保健福祉センター　2、139
精神保健福祉法　50、80、204、208、210、212
精神療法　101
成年後見制度　123、170、173
成年後見センター・リーガルサポート　198
成年後見人　123、171、174
セカンドオピニオン　93、108
セルフヘルプグループ　33、132
前駆期　4
前駆症状　22

先進医療　19
せん妄　12
躁うつ病　5、28、30、127
双極性障害　5、28、30、127
相続税　172
相談支援　160、168、205
相談支援事業所　139、152、169、207
相談支援専門員　152、157、169、209
相談窓口　2
贈与税　172
ソーシャルワーカー　152
遡及請求　180
措置入院　80、84

【た〜と】

退院後生活環境相談員　208
退院準備プログラム　79
退院促進　78
脱施設化　206
短期入所　114、139、152、156、161、204
短時間労働　186
地域移行　78
地域移行支援　168、205、206、213
地域活動支援センター　139、152、165、169、205
地域障害者職業センター　186
地域生活支援事業　160、204
地域生活支援センター　204
地域相談支援　168
地域定着支援　168、205、206、213
地域包括支援センター　198
チーム医療　106
治験　102
知的障害　5
注意欠陥多動性障害　5、43
注意サイン　142
長期入院　78、114
治療抵抗性　68
デイケア　67、74、139、152、158、164
定型抗精神病薬　64
デポ剤　24、117

転医　108
転院　94
てんかん　68
電気けいれん療法　66、68
電話相談　120
同行援護　156
統合失調症　4、13、20、22、24、26、44、56、64、112、118、120、124、126、128、130
特定障害者扶養信託契約　172
特別障害給付金制度　177
特別障害者　172
特別障害者手当　193
頓服薬　86、89、112

【な〜の】

怠け癖　127
難病　154、160、212
日常生活自立支援事業　139、170
日本司法支援センター　175
任意後見制度　171
任意入院　80、209
妊娠　136
認知機能障害　27、62
認知行動療法　36、67、70、125、145、215
認知症　12、27、34、126、213
念慮　118

【は〜ほ】

パーソナリティ障害　38、128
発達障害　42、44
発達障害者支援法　160
ハローワーク　140、153、186、189、190、193
ピアサポーター　206
ピアサポート　146
被害妄想　13
光トポグラフィー　19、109
ひきこもり　127
非定型抗精神病薬　64、124
否定妄想　13
病識　2、13

不安障害　36
不穏　123
副作用　62、90、117、120
福祉サービス利用援助事業　170
福祉事務所　182
福祉ホーム　205
復職支援　202
不眠　118
プラセボ　102
包括型地域生活支援　11、67、95、104、121
法定後見制度　171
法定雇用率　187、188、190
法テラス　175
訪問看護　105、139、158
訪問支援　104
暴力　122
ホームヘルプ　105、152、156、161、204
保健師　152
保健所　2、49、52、123、139、152、164
保護者　50
保護者制度　208、210、212

【ま〜も】

無為自閉　126
妄想　4、21

【や〜よ】

夜間せん妄　12
薬物依存症　128
薬物療法　24、59、62、64、66、101、117
遺言信託　175
陽性症状　26、64

【ら〜ろ】

リカバリー　146、215
リハビリテーション　62、67
療養介護　156
リワークデイケア　202

あとがき

　『Q&Aでわかる　こころの病の疑問100―当事者・家族・支援者に役立つ知識』をお届けします。この本づくりは、2002（平成14）年に刊行された『セカンドオピニオン―精神分裂病／統合失調症Q&A』（医学書院）の改訂版発行を望む声から出発しました。前書は、国立精神・神経センター武蔵病院（現・国立精神・神経医療研究センター病院）の精神科家族会「むさしの会」の発案により、家族会の生みの親でもある当時の髙橋清久総長（現・国立精神・神経医療研究センター名誉総長、公益財団法人精神・神経科学振興財団理事長）の監修、朝田隆リハビリテーション部長（現・筑波大学教授）の編集により1冊の本になりました。当時あまり類書も多くなかったことから巷間(こうかん)に受け入れられ、好評のうちに版を重ねました。

　時を経て、精神科領域では病名や診断分類の変更、新規抗精神病薬の開発や定着、国の政策転換に伴うさまざまな法律改正や福祉施策の展開があり、精神保健・医療・福祉の現場は様変わりし、本の内容がすっかり古くなってしまいました。そこで、むさしの会役員の方々とともに、2009（平成21）年から少しずつ全面改訂に向けて企画を温め、家族会内でアンケート調査を行い、ご家族の立場から質問項目を新たに出していただき、最終的に100項目の疑問に絞りました。諸事情により出版社は変わりましたが、装いも新たにお届けするにあたり、編者・むさしの会・出版社の三者の間で何回も打ち合わせを行い、率直な意見交換を重ねました。こころの病のある当事者とその家族だけでなく、精神保健医療福祉専門職等も読者として想定し、専門職が家族の問いに答え情報を伝えられるような体裁に整えましたので、多くの方に活用いただければと考えています。

　本書の主な特徴としては、次の三つがあげられます。

　一つ目は、前述のとおり、精神科家族会との協働作業によって制作された本であるということです。専門職が一方的に知識を伝えるのではなく、ご家族などからの疑問に一問一答で答える形になっており、専門職側がリアリティのある回答を求められたともいえます。さらに、むさしの会の広報誌等から体験談やメッセージを選んで掲載させていただき、「悩み苦しんでいるご家族の方々が

◀あとがき▶

単に知識を増やすだけでなく、読んで気持ちが楽になり、生きる力が湧いてくるような本」を目指しました。

　二つ目は、独立行政法人国立精神・神経医療研究センターで日々の臨床に携わる各分野の第一線の専門職たちが分担して執筆にあたっていることです。また、当事者の方への支援は、一病院の提供する医療サービスだけでは完結しませんから、センター周辺の地域支援機関の方々にもご協力をお願いし、それぞれの実践を踏まえて簡潔な回答を寄せていただきました。このため、執筆者は合計50人を超えていますが、現在の精神保健・医療・福祉の裾野の拡大を反映した、拡がりのある内容になったといえます。

　三つ目は、最新の精神保健福祉法改正等にも対応した内容としたことです。保護者制度の廃止や退院後生活環境相談員の必置など、精神科医療は大きく変わりつつあります。障害者総合支援法による福祉サービスにもケアマネジメントが導入されるなど、精神障害者福祉も変わりつつあります。このため、短時間で原稿をまとめなければならず、いまだ詳細な国の通知が示されない段階での記述となっている事柄もあることをご理解ください。

　最後に、出版が大幅に遅れご迷惑をおかけしながらもご海容いただき、「むさしの会の本づくり」に協力していただいた執筆者各位にこころより感謝申し上げます。そして、家族会の方々の想いに耳を傾けながら編集作業に傾注していただいた、中央法規出版の澤誠二さん、塚田太郎さんにあらためて感謝いたします。皆さま、本当にありがとうございました。

2014年3月

編者を代表して　　古屋龍太

執筆者一覧

●監　修●

髙橋清久（国立精神・神経医療研究センター名誉総長、公益財団法人精神・神経科学振興財団理事長、医師）

●編　集（五十音順）●

有馬邦正（元・国立精神・神経医療研究センター病院副院長、医師）
平林直次（国立精神・神経医療研究センター病院第二精神診療部長、医師）
古屋龍太（日本社会事業大学大学院准教授、ソーシャルワーカー）

●編集協力●

むさしの会（国立精神・神経医療研究センター病院家族会）

●執筆者（五十音順）●

阿部佳子（元・国立精神・神経医療研究センター病院、ソーシャルワーカー）
新井薫（国立精神・神経医療研究センター病院、医師）
飯野雄治（稲城市福祉部生活福祉課、リカバリーキャラバン隊、第1号職場適応援助者）
石塚貴浩（元・国立精神・神経医療研究センター病院、ソーシャルワーカー）
市川亮（国立精神・神経医療研究センター病院、医師）
伊藤明美（国立精神・神経医療研究センター病院、ソーシャルワーカー）
伊藤善尚（地域生活支援センターあさやけ）
稲森晃一（国立精神・神経医療研究センター病院、心理療法士）
今岡岳史（国立精神・神経医療研究センター病院、医師）
漆畑眞人（国立精神・神経医療研究センター病院、ソーシャルワーカー）
大島真弓（国立精神・神経医療研究センター病院、作業療法士）
大城美智代（元・国立精神・神経医療研究センター病院、ソーシャルワーカー）
大町佳永（国立精神・神経医療研究センター病院、医師）
岡崎光俊（国立精神・神経医療研究センター病院、医師）
岡田晃子（元・国立精神・神経医療研究センター病院、ソーシャルワーカー）
岡佑美（国立精神・神経医療研究センター病院、ソーシャルワーカー）
上代陽子（国立精神・神経医療研究センター病院、ソーシャルワーカー）
柏木宏子（熊本大学医学部附属病院、医師、WRAPファシリテーター）

● 執筆者一覧 ●

亀井雄一（国立精神・神経医療研究センター病院、医師）
黒木規臣（国立精神・神経医療研究センター病院、医師）
古賀千夏（国立精神・神経医療研究センター病院、ソーシャルワーカー）
小林桜児（神奈川県立精神医療センターせりがや病院、医師）
坂田増弘（国立精神・神経医療研究センター病院、医師）
佐藤英樹（国立精神・神経医療研究センター病院、医師）
澤恭弘（国立精神・神経医療研究センター病院、ソーシャルワーカー）
白戸あゆみ（医療法人社団仁風会青葉クリニック、医師）
鈴木友理子（国立精神・神経医療研究センター精神保健研究所、医師）
住本知子（国立精神・神経医療研究センター病院家族会・むさしの会）
曽根大地（国立精神・神経医療研究センター病院、医師）
髙橋清久（公益財団法人精神・神経科学振興財団、医師）
谷口豪（東京大学医学部附属病院、医師）
富田美葉（国立病院機構埼玉病院、ソーシャルワーカー）
中條共子（元・国立精神・神経医療研究センター病院、ソーシャルワーカー）
永田貴子（国立精神・神経医療研究センター病院、医師）
長野志保（元・国立精神・神経医療研究センター病院、ソーシャルワーカー）
中原さとみ（桜ヶ丘記念病院、ソーシャルワーカー、リカバリーキャラバン隊）
中村真英（小平市障害者就労・生活支援センターほっと）
浪花美穂子（元・国立精神・神経医療研究センター病院、ソーシャルワーカー）
贄川信幸（日本社会事業大学社会事業研究所、ソーシャルワーカー）
貫井洋（福島県立医科大学附属病院、医師）
根岸典子（国立精神・神経医療研究センター病院、ソーシャルワーカー）
野田隆政（国立精神・神経医療研究センター病院、医師）
藤原淳（小平市社会福祉協議会基幹型小平地域包括支援センター中央センター）
古屋龍太（日本社会事業大学、ソーシャルワーカー）
本城和夫（国立精神・神経医療研究センター病院家族会・むさしの会）
増川ねてる（地域活動支援センターはるえ野、Advanced Level WRAPファシリテーター）
松崎朝樹（筑波大学附属病院、医師）
松田太郎（国立精神・神経医療研究センター病院、医師）
三澤孝夫（国際医療福祉大学、ソーシャルワーカー）
吉田光爾（日本社会事業大学、ソーシャルワーカー）
若林朝子（国立精神・神経医療研究センター病院、ソーシャルワーカー）
渡辺雅子（国立精神・神経医療研究センター病院、医師）
渡辺裕貴（国立精神・神経医療研究センター病院、医師）

Q&Aでわかる こころの病の疑問100
当事者・家族・支援者に役立つ知識

2014年4月20日　発行

監　　修	髙橋清久（たかはしきよひさ）
編　　集	有馬邦正（ありまくにまさ）・平林直次（ひらばやしなおつぐ）・古屋龍太（ふるやりゅうた）
編集協力	むさしの会
発 行 者	荘村明彦
発 行 所	中央法規出版株式会社
	〒151-0053　東京都渋谷区代々木2-27-4
	代　　表　TEL 03-3379-3861　FAX 03-3379-3820
	書店窓口　TEL 03-3379-3862　FAX 03-3375-5054
	編　　集　TEL 03-3379-3784　FAX 03-5351-7855
	http://www.chuohoki.co.jp/
装　　幀	箕浦卓
印刷・製本	サンメッセ株式会社

ISBN 978-4-8058-5027-5
定価はカバーに表示してあります。

本書のコピー、スキャン、デジタル化等の無断複製は、著作権法上での例外を除き禁じられています。また、本書を代行業者等の第三者に依頼してコピー、スキャン、デジタル化することは、たとえ個人や家庭内での利用であっても著作権法違反です。

落丁本・乱丁本はお取替えいたします。